쉽게 배우는

심 전 도

쉽게 배우는

심 전 도

Vividly Clear Guide of Electrocardiography

TADAFUMI DOI · TETSUROU SUGIURA

이 문 형 옮김

신흥메드싸이언스

쉽게 배우는
심 전 도

2010년 4월 발행

지 은 이 : TADAFUMI DOI, TETSUROU SUGIURA
옮 긴 이 : 이 문 형
발 행 인 : 홍 성 혁
발 행 처 : **신흥메드싸이언스**
편　　집 : 박 혜 림
디 자 인 : 조 유 영

주　　소 : 서울시 영등포구 양평동3가 15-1번지
월드메르디앙 비즈센터 501호
등록번호 : 제318-2007-000077호
전　　화 : 02) 2165-8670~4
팩　　스 : 02) 2165-8675
홈페이지 : www.shmed.co.kr

I S B N : 978-89-90933-99-7　　93510
정　　가 : 28,000원

감수의 글

심전도는 기본적인 생리 검사의 하나로 모든 진료과의 일상진료에서 사용되며 특히 심장병의 진료에는 필수인 검사법이다.

최근, 심장 영역의 비침습적 검사는 현저하게 진보하여 선진적인 검사에 의해 심혈관 질환의 병태 파악이나 치료법의 선택 등에 매우 유용한 정보를 제공하고 있다. 그러나 다양한 검사법이 매우 발전한 오늘날에도 심전도를 정확하게 판독하는 것에 의해 얻을 수 있는 정보는 많으며, 심전도 검사는 심장 내부의 현상을 즉각적으로 임상에서 파악할 수 있다는 장점이 있다. 따라서 심장 전문의뿐만 아니라 의사, 간호사, 임상 기사 등 의료진들이 임상 현장에서 심전도를 판독하는 것이 중요한 것은 예전과 변함이 없다.

지금까지의 심전도 관련 서적의 대부분은 심장 전문의에 의해 쓰여진 것으로 그 내용은 전문적인 것이어서, 자칫하면 초보자에게 '심전도는 어렵다' 라는 인상을 심어줄 수도 있다. 본서는 고치대학 의학부 부속병원 검사부 土居忠文 부지사장이 일상의 심전도 검사 중에 얻은 풍부한 경험과 학생지도의 경험으로부터 작성한 서적이다. 본서는 심전도 파형과 자극전도계와의 관련을 그래픽한 그림을 이용하여 알기 쉽게 해설하는 것에 주안점을 두고 있다. 의학생, 수련의, 간호사, 임상 기사 분들이 즐겁게 심전도를 학습하여 본서가 일상의 임상에 활용될 수 있기를 바란다.

2005년 1월

고치(高知)대학 의학부 병태정보진단학 교수

TETSUROU SUGIURA(杉浦哲朗)

저자 서문

심전도는 모든 진료과의 일상진료에서 널리 이용되고 있으며 심장에 대한 검사가 매우 발전한 오늘날에 있어서도 그 중요성은 변함이 없다. 그러나 심전도 판독이 반드시 쉬운 것만은 아니며 특히 초보자의 경우 심전도의 판독은 어렵다고 느끼는 경우가 많을 것이다. 나도 심전도 공부를 매우 열심히 한 사람 중 한 명이었다. 학생들을 지도할 때에도 알기 쉽게 해설하려면 어떻게 하면 좋은지, 심전도에 흥미를 갖게 하려면 어떻게 하는 것이 좋은지를 항상 생각해왔다. 본서는 '심전도를 즐겁게 배우게 하고 싶다' 는 생각에서 쓰여진 것이다.

심전도의 이상소견은 심장전기생리의 비교적 단순한 원칙에 의해 충분히 이해할 수 있는 것이며 이것들을 가능한 한 이미지화 하여 이해할 수 있도록 도식을 이용하여 해설하였다. 특히 부정맥의 파형과 자극전도계와의 관계나 심근경색부위 진단의 경우, 초보자가 우선 기억해야 하는 대표적인 소견을 가능한 한 간략화하여 단적인 해설과 판독의 포인트로서 정리하였다. 또한 심장해부도를 이용하여 해설한 것은 심전도의 공부가 다른 심장 영역의 검사, 심장 초음파 검사 등으로 발전해 가기를 바라는 염원도 담겨져 있다.

본서는 초보자 분들이 활용할 수 있도록 하는 것을 기본 방침으로 하여 작성하였으므로 학생들이나 임상기사, 간호사, 수련의 여러분들에게 활용되었으면 좋겠다.

본서의 개정에 있어서 바쁘신 와중에 감수에 힘써주신 고치대학 의학부 병태정보진단학 교수인 杉浦哲朗 선생, 그리고 출판에 도움을 주신 VECTOR CORE의 中山穗積 씨, 中田雅章 씨에게 진심으로 감사드린다.

2005년 1월

고치(高知)대학 의학부 부속병원 검사부

TADAFUMI DOI(土居忠文)

역자 서문

심전도 검사는 심장의 상태를 파악하거나 심장관련 질환을 진단하는 데에 있어서 매우 간단하면서도 유용한 검사 방법입니다. 이러한 이유로 심전도 검사는 기본 검사 항목으로 자리 잡아 현재 많은 환자들에게 광범위하게 시행되고 있습니다. 그러나 심전도 소견이 워낙 다양하고 감별해야 할 질환도 많기 때문에 간호사나 의료 기사는 물론이거니와 임상 의사도 심전도의 판독을 어려워하는 경우가 많습니다.

본 번역서는 다양한 심전도 소견을 질환 별로 정리하여 그 병태생리학적 기전을 그림으로 곁들여 알기 쉽게 설명하기 때문에 심전도의 원리를 이해하는 데에 많은 도움을 줄 것입니다. 심전도의 기본 원리를 이해하면서 특징적인 유형들을 눈에 익히다 보면 심전도가 어렵지 만은 않게 될 것입니다.

번역을 할 때에는 가급적 대한 심장학회에서 제정한 순환기 용어(2004년)로 통일하도록 하였으나 일부 임상에서 관용적으로 많이 쓰이는 몇 가지 용어에 대해서는 독자의 이해를 돕기 위해 관용어 그대로 표기하기도 하였습니다. 심전도를 올바로 해석하고 그 즉시 임상적으로 적용하여 합리적인 의사결정을 해야 하는 모든 간호사나 의료 기사, 임상 의사와 예비 의료인들이 아무쪼록 이 책을 통하여 심전도에 대한 막연한 두려움에서 벗어날 수 있기를 기대합니다.

2010년 4월

연세대학교 의과대학 심장내과 교수

이 문 형

차 례

제 I 장 심전도

제 II 장 부정맥과 전도장애

제 III 장 심비대

제 IV 장 협심증과 심근경색

제 V 장 전해질 이상소견

제 VI 장 기타 이상 심전도

제 I 장

심전도

심장 자극전도계

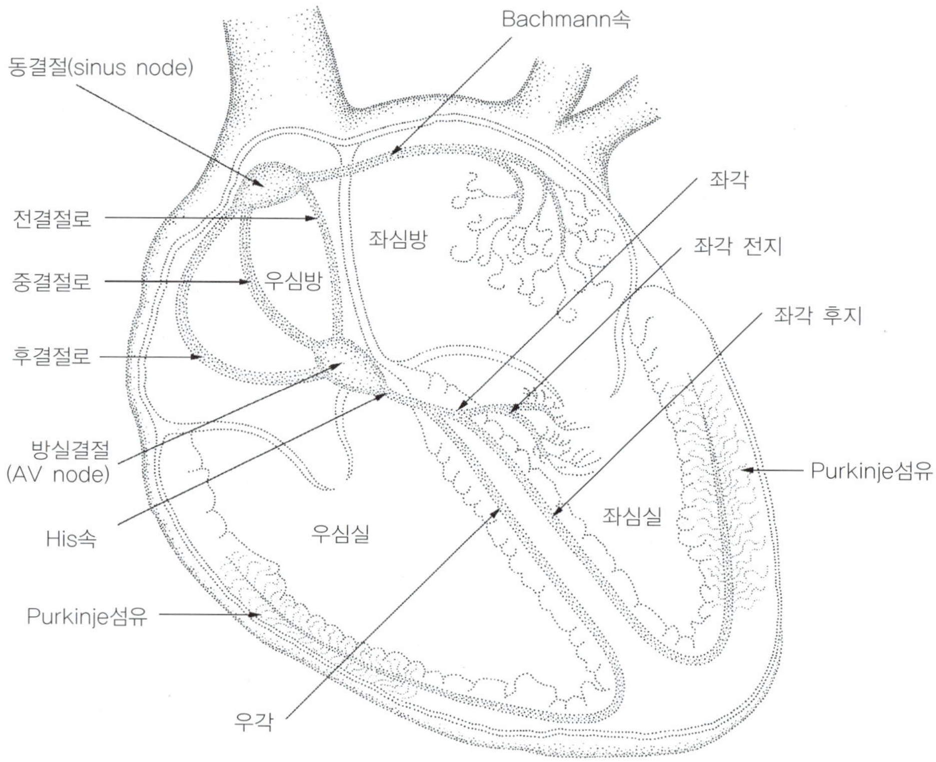

자극전도계

▌동율동(동리듬, Sinus rhythm)

동결절에서 발생한 자극이 심방 → 방실결절 → His속 → 좌우각 → 좌우의 Purkinje섬유로 정상 전도되는 상태를 동율동(sinus rhythm)이라 한다. 심박수가 60/분 이상, 100/분 미만일 때 정상 동율동이라 한다.

▌동결절(Sinus node)

우심방과 상대정맥입구부 접합부에 위치해 있다. 여기서 발생하는 전기 자극이 하위의 자극전도계에서 발생되는 것보다 빠르기 때문에 동결절(sinus node)이 심장 전체의 리듬을 지배하게 된다. 동결절에는 교감신경과 부교감신경섬유가 분포되어 있어, 자율신경의 긴장도 변화가 심박수에 영향을 미친다.

방실결절(Atrioventricular node: A-V node)

우심방측의 심방중격 하단에 있다. 방실결절(atrioventricular node)의 자극전도 속도는 200mm/초로, Purkinje섬유 속도의 1/20이며 심장 중에 가장 늦다. 방실결절의 기능은, 긴 불응기와 늦은 전도 속도를 이용하여 지나치게 빠른 자극이 심실에 들어가는 것을 방지하는 것이다.

His속(His束: Hisbundle)

방실결절은 가늘고 긴 섬유로 이루어진 His속(hisbundle)이 된다. His속에서 발생한 자극에 의한 QRS파의 간격은 정상이므로, 그 상부에서 발생한 리듬의 QRS와 구별이 불가능하다. 이 때문에 방실 결절과 His를 묶어 방실접합부(A-V junction)라 한다.

각(脚: Bundle branch)

좌각은 심내막 아래의 두꺼운 좌심실에 위치하므로 우각에 비해 복잡하게 분포되어 있다. 좌각전지는 후지의 전상방에 위치하고, 이 부위에 전도장애가 일어나면 흥분은 아래에서 위로, 우에서 좌로 향하며, QRS파의 평균 벡터(Vektor)는 좌상방을 향하며 강한 좌축편위가 일어난다. 후지 전도장애에서는 QRS파의 평균 벡터가 좌하방을 향하며 강한 우축편위를 일으킨다.

우각은 좌각과 달리 잠깐 동안은 하나의 속이 되어 중격을 내려간다.

Purkinje섬유

자극전도계의 말단이며 심실고유근과의 접합부이다. 좌각이 먼저 분지되므로 좌심실 중 가장 빨리 흥분되는 곳은 심실중격 중앙부위이다.

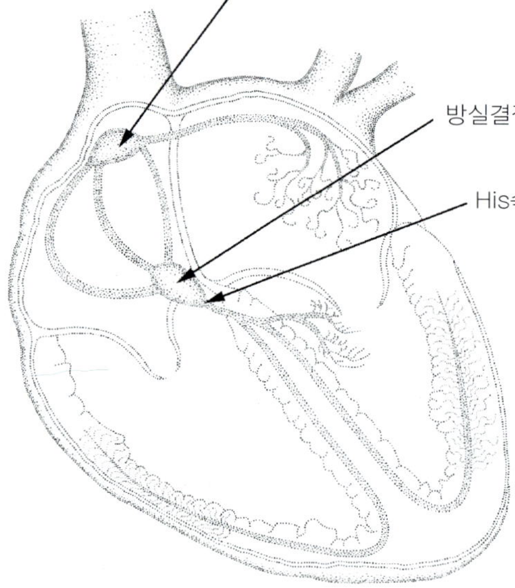

정상 자극전도계에 있어서의 자동능

동결절은 자극전도계 중에서 리듬 발생 수가 가장 많아 심장 박동을 지배한다. 동서맥이나 방실 차단이 발생하는 경우 그림에 나타난 것 같은 보충 리듬이 발생한다.

※ 자동능(automaticity): 스스로 전기적으로 흥분하는 능력으로, 자극전도계의 각 세포는 모두 잠재적으로 자동능을 가진다.

심전도 유도법

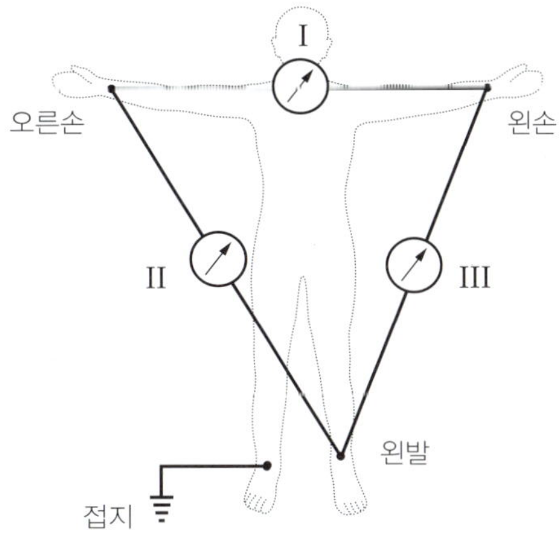

표준 사지 유도

심전도 유도법

양극 유도 … 표준 사지 유도

단극 유도 … 단극 사지 유도(aV 유도), 흉부 유도

표준 사지 유도

Einthoven에 의해 연구된 방법으로, 사지에 각각 1개씩 전극을 두고 2전극간의 전위차를 기록하는 방법이다.

I 유도는 왼손 – 오른손

II 유도는 왼발 – 오른손

III 유도는 왼발 – 왼손 간의 전위차를 나타낸다.

오른발은 접지 역할

단극 사지 유도

Goldberg는 무관전극(indifferent electrode)을 구성하는 3지(肢)를 전부 접속하지 않고 유관전극(different electrode)이라고 생각되는 전극을 붙인 지(肢)로부터 무관전극으로의 접속을 끊으면 Wilson의 원법과 파형은 변함없고 그 진폭만 1.5배가 된다는 것을 발견하였다.

aV_R 유도 … 유관전극(오른손) – 무관전극(왼손, 왼발)

aV_L 유도 … 유관전극(왼손) – 무관전극(오른손, 왼발)

aV_F 유도 … 유관전극(왼발) – 무관전극(오른손, 왼손)

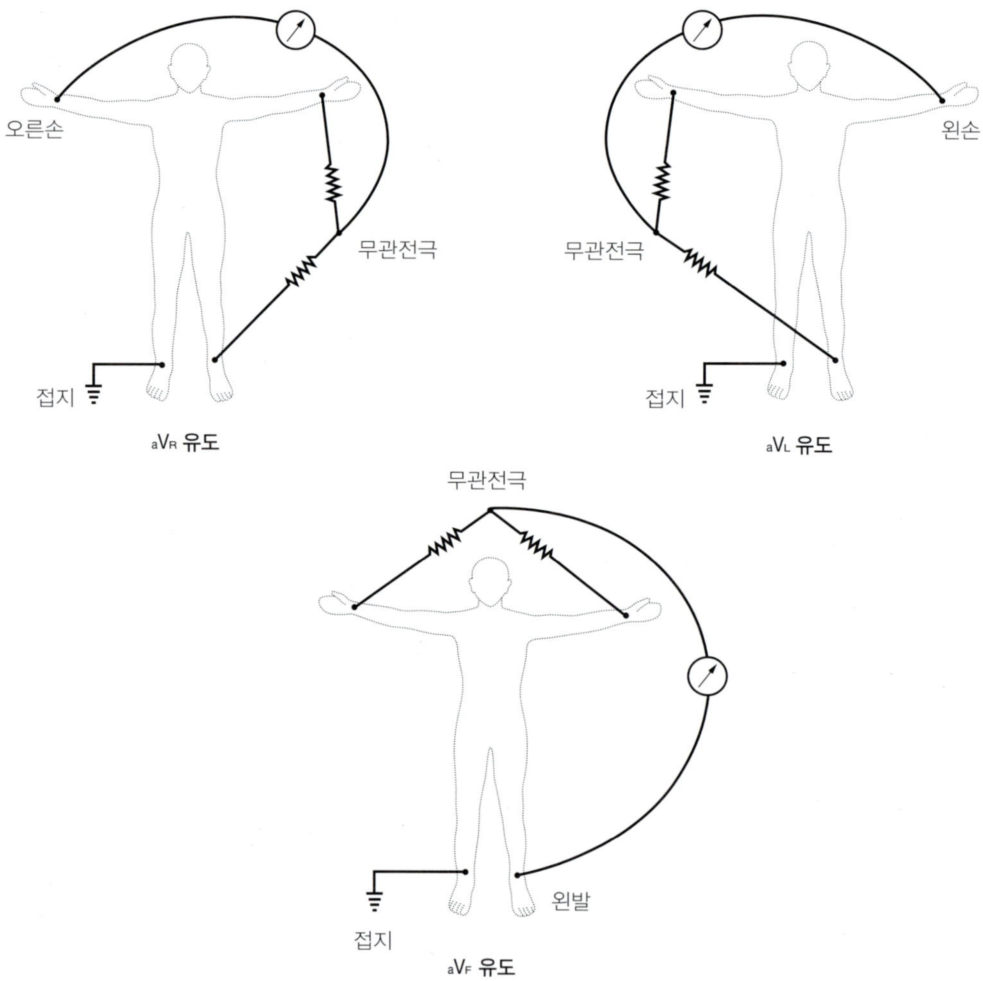

단극 사지 유도

※ 무관전극은 심전계 속에서 구성되어 이용되므로 직접 손으로 만지는 것은 불가능하다.

흉부 유도

흉부 유도는 전흉벽 위에 올려진 전극에 의한 단극 유도이다.

V_1 … 제4늑간, 흉골우측
V_2 … 제4늑간, 흉골좌측
V_3 … V_2와 V_4의 중간
V_4 … 제5늑간, 쇄골중앙선
V_5 … V_4의 높이, 전액와선
V_6 … V_4의 높이, 액와중앙선

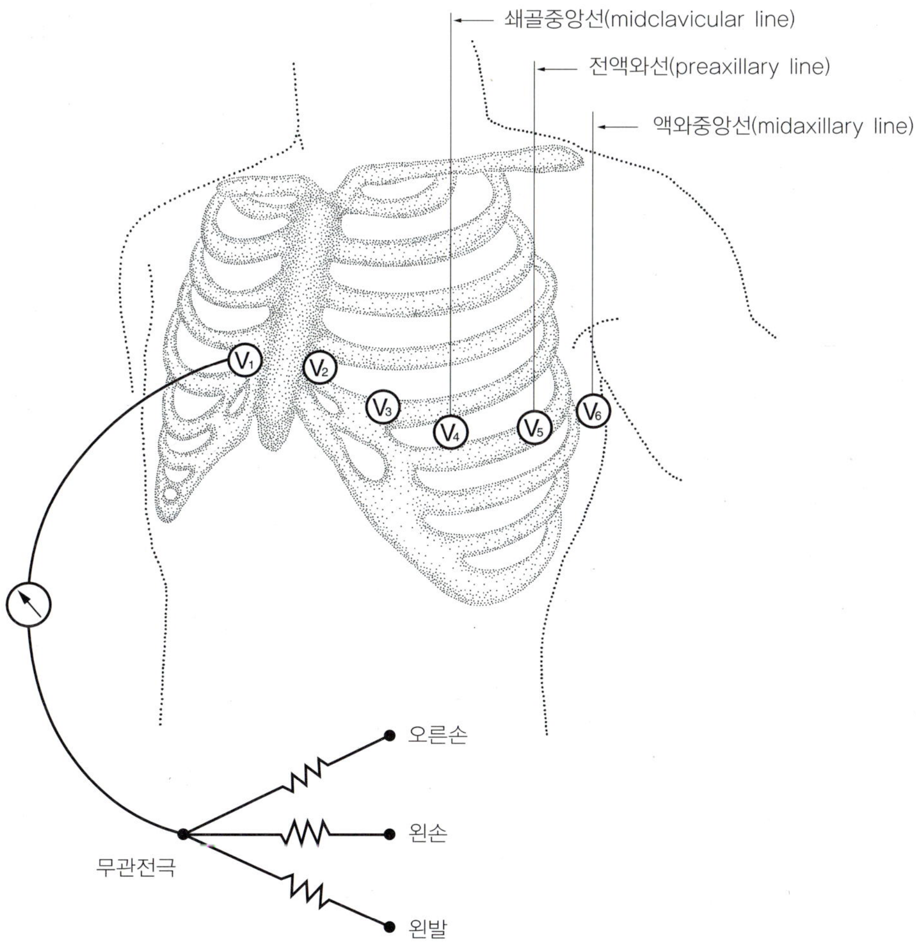

흉부 유도 전극의 위치

V_{3R} … 우측 전흉부에서 V_3에 해당하는 위치
V_{4R} … 우측 전흉부에서 V_4에 해당하는 위치
V_{5R} … 우측 전흉부에서 V_5에 해당하는 위치
V_{6R} … 우측 전흉부에서 V_6에 해당하는 위치

무관전극은 오른손, 왼손, 왼발의 도자를 결합한 Wilson 전극이 사용된다.

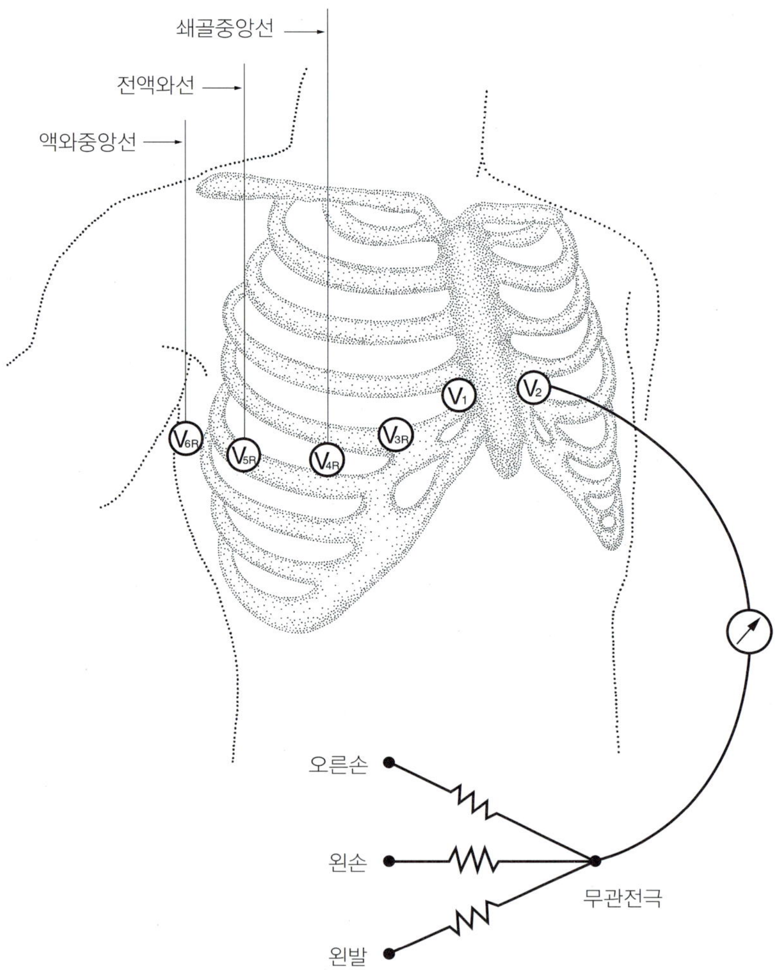

흉부 유도 전극의 위치(우측 흉부)

※ 우측 흉부 유도는 영유아, 우심증(dextrocardia), 우심실 심근경색의 진단 등에 사용된다.

표준 사지 유도

I, II, III 유도의 세 점을 연결하면 정확하게 정삼각형에 가까운 형태가 얻어지고 이것을 Einthoven의 삼각형이라고 부른다. 이들 유도는 2점간의 전위차 측정에 의해 심장의 전기적 활동을 파악한 것이다. 실제 파형은 +전극에서 심장의 전기적 변화를 바라본 형태가 된다.

즉, I 유도는 왼손, II 유도는 왼발, III 유도는 왼발이 +측이고, 심실 흥분은 가까워져 오는 형태가 되어 양성 QRS군으로 그려진다.

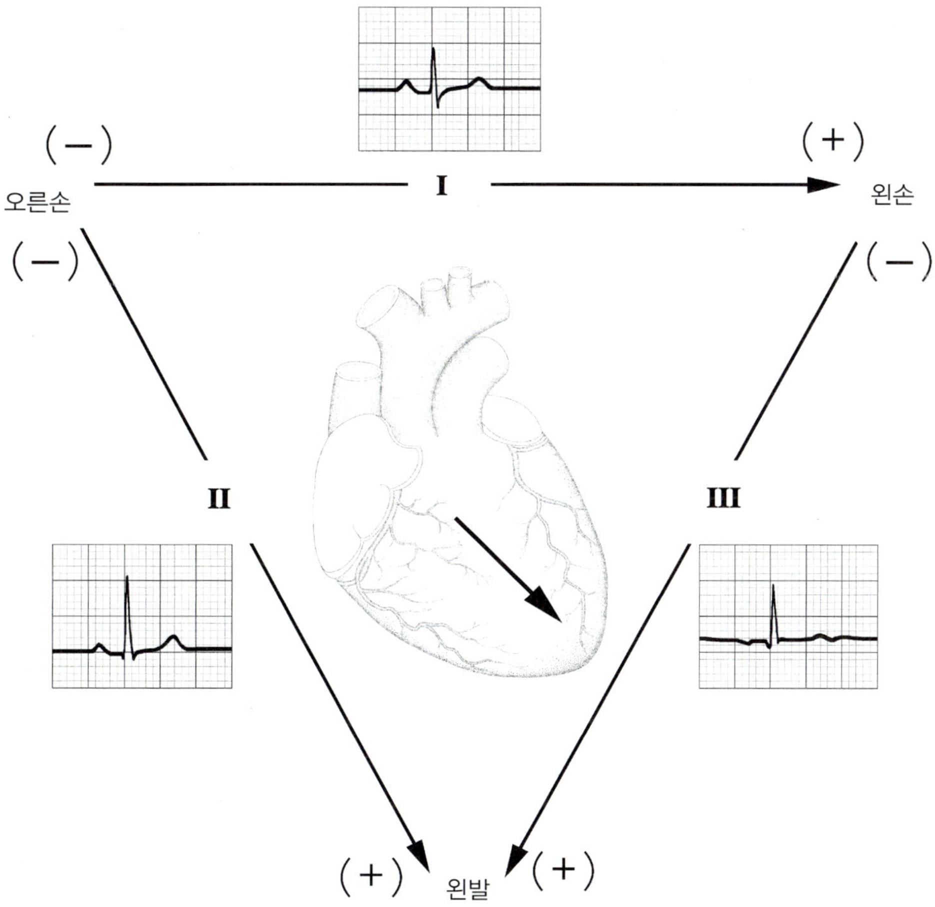

표준 사지 유도

※aVR, aVL, aVF의 a는 augmented의 머릿글자이다.

단극 사지 유도

aVR, aVL, aVF 유도는 Goldberger가 발견한 유도이다. aVR은 오른어깨, aVL은 왼어깨, aVF는 왼발에서 심장의 전기적 변화를 바라본 형태이다. 즉, aVR에서는 오른어깨에서 본 심실의 흥분은 아래쪽으로 멀어져 가는 형태가 되므로, QRS군은 음성 편위를 보인다. aVF는 왼발 쪽에서 심장을 바라보고 있으므로 QRS군은 aVF에서 양성을 나타낸다.

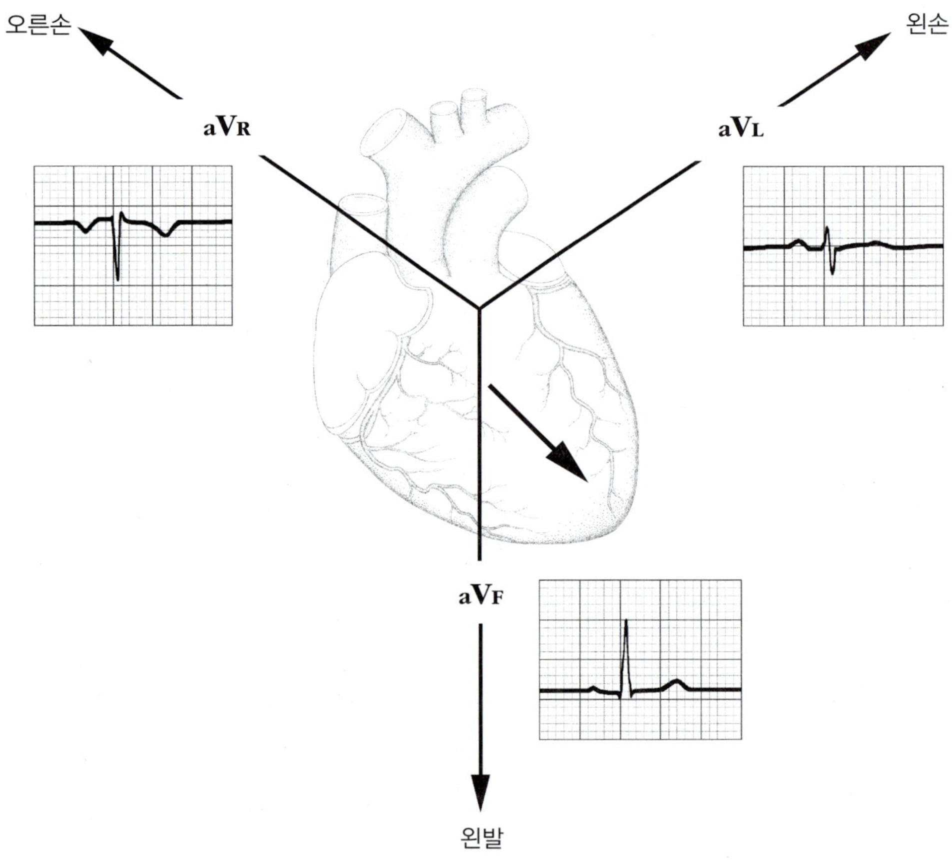

단극 사지 유도

※ aVR, aVL, aVF의 R은 right, L은 left, F는 foot을 나타낸다.

▌흉부 유도와 심장의 위치적 관계

흉부 유도는 제 4 · 5늑간의 높이에서 흉부를 원통 단면으로 자른 수평면으로, 심장의 전기현상을 투영한 것이라 생각할 수 있다.

정상 R파는 V_1에서 V_5까지 서서히 커지고 V_6에서 약각 작아진다. S파는 V_2에서 최대가 되고 V_6까지 서서히 작아진다. 이러한 R파와 S파의 변화는 순차적으로 나타난다.

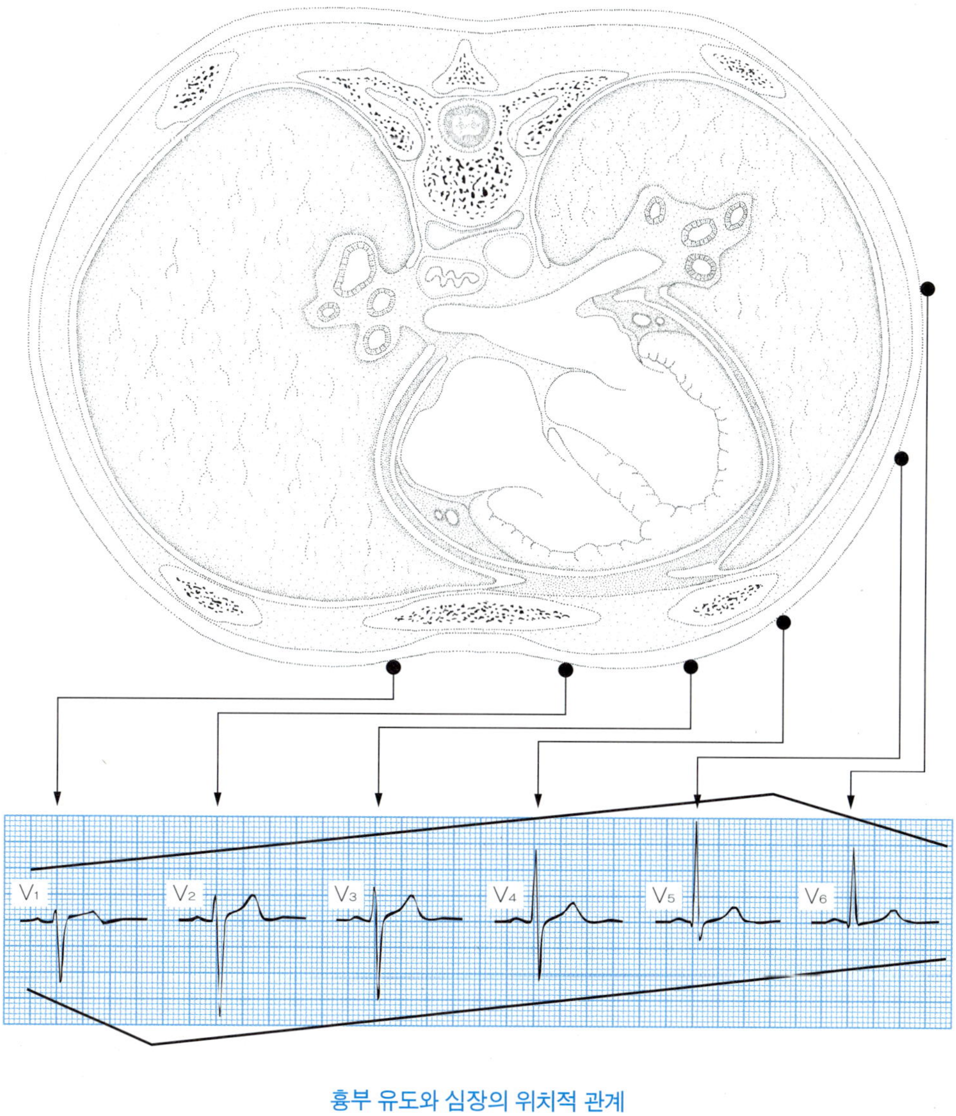

흉부 유도와 심장의 위치적 관계

각 유도와 전기현상이 반영하는 심장내 부위

I : 좌심실측벽

II : 좌심실하벽

III : 좌심실하벽

aV_R : 심실내강

aV_L : 좌심실측벽

aV_F : 좌심실하벽

V_1 : 우심실, 심실중격, 좌심실후벽

V_2 : 우심실, 심실중격, 좌심실후벽

V_3 : 좌심실전벽, 심실중격, 심첨

V_4 : 좌심실전벽, 심첨

V_5 : 좌심실측벽

V_6 : 좌심실측벽

심전도 파형과 정상치

심전도 파형의 성립과 명칭

P파: 심방의 흥분(탈분극)을 나타낸다. 좌우심방의 흥분을 반영한다.

QRS파: 심근의 흥분(탈분극)을 나타낸다. 최초의 음성파를 Q, 양성파를 R, R 다음의 음성파를 S로 명칭한다. R이 없이 V자형의 음성파만 있는 경우는 QS형이라고 부른다.

J점(J point): QRS파와 ST분절이 만나는 곳을 J점이라 한다.

ST분절(ST segment): QRS파의 J점에서 T파의 시작까지의 부분으로, 심근의 손상에 의해 변화된다.

T파: QRS파 뒤에 계속되는 완만한 파형. 심근의 재분극을 나타낸다.

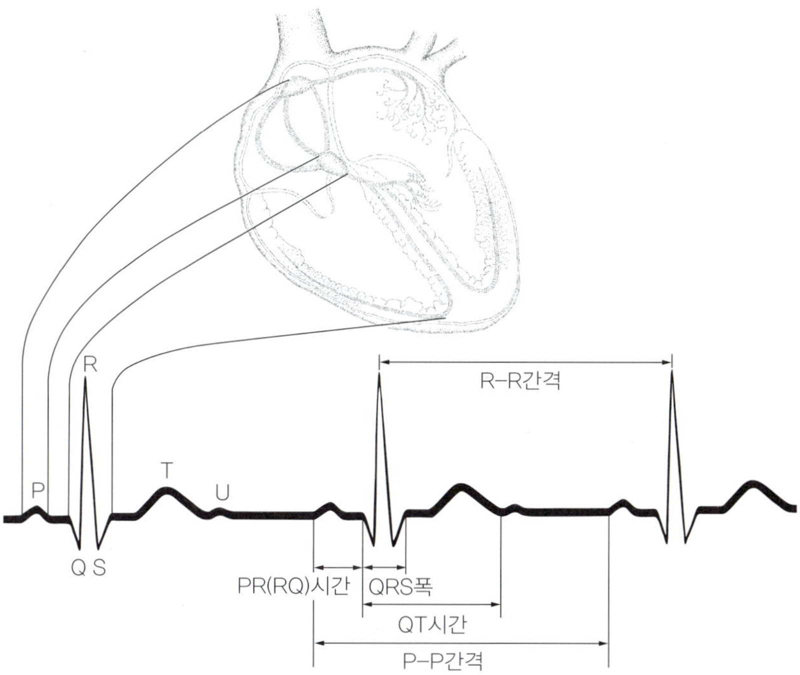

심전도 파형의 명칭

※ 동결절의 흥분은 심전도에 기록되지 않는다.

U파: T파에 계속되는 완만한 파이지만, 그 원인은 불명.

PR(PQ)시간(간격): P파의 시작에서 QRS파의 시작(R 또는 Q파)까지의 간격.

QRS폭(시간, 간격): QRS파의 시작에서 종료점(J점)까지의 시간.

VAT(심실흥분시간): QRS파의 시작에서 R파의 정점까지의 시간.

QT시간(간격): QRS파의 시작에서 T파가 종료되기까지의 간격. R-R간격에 의존하므로, 수정 QT간격(QTc)으로서 실제 QT시간을 $\sqrt{\text{R-R간격}}$으로 나누어 구한다.

$$QTc = \text{실제 QT시간} / \sqrt{\text{R-R간격}}$$

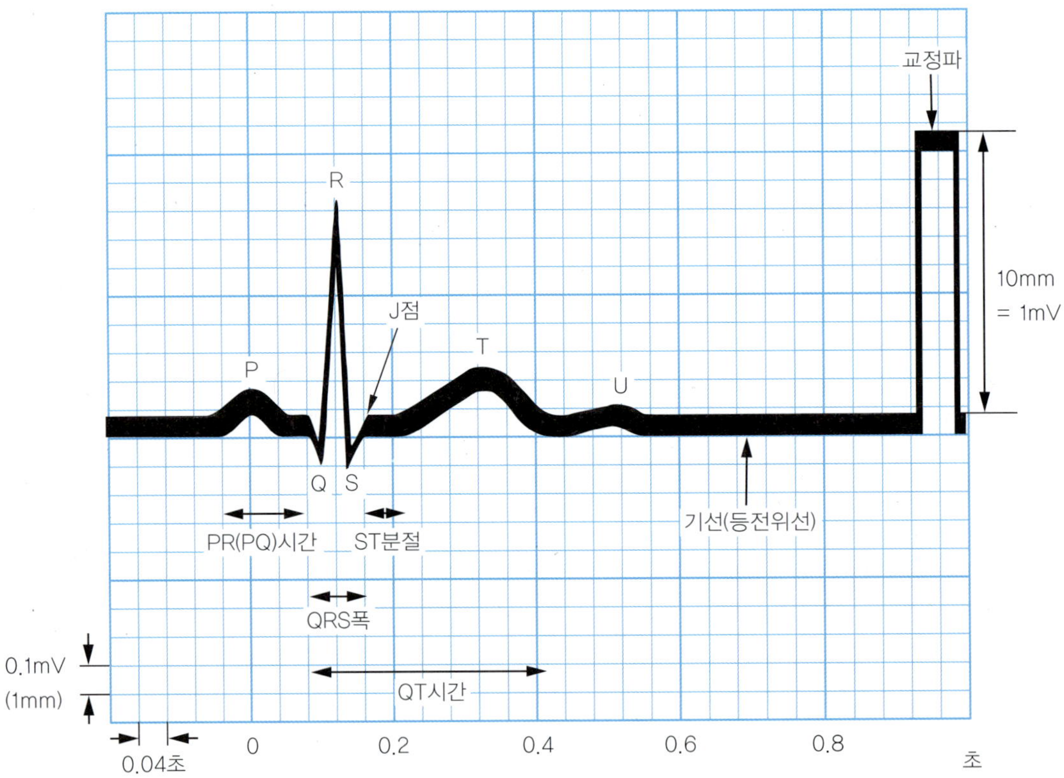

심전도 파형의 계측

※교정파: 기계적으로 1mV 크기의 구형파를 기록하였으므로 표준감도는 1mV가 1cm가 되도록 조정되고 있다.

심전도 파형의 표현법과 기준치

• P파

I, II, aV_F, V_3~V_6 유도에서 양성, aV_R은 음성

폭: 0.06~0.10초, 높이: 0.25mV 이하

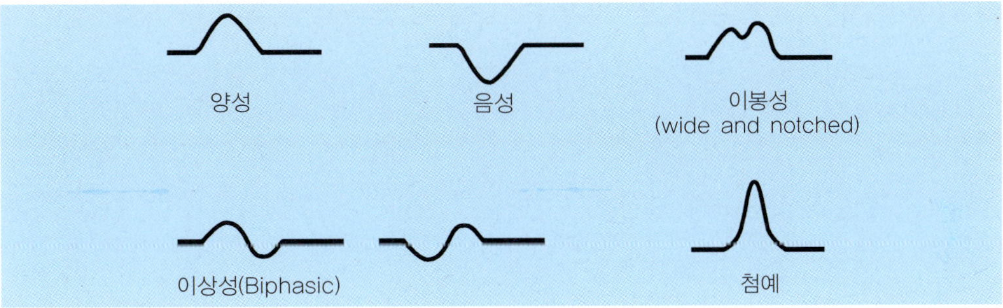

P파의 표현법

• PR(PQ)시간

0.12~0.20초

• QRS파

QRS폭: 0.06~0.08초

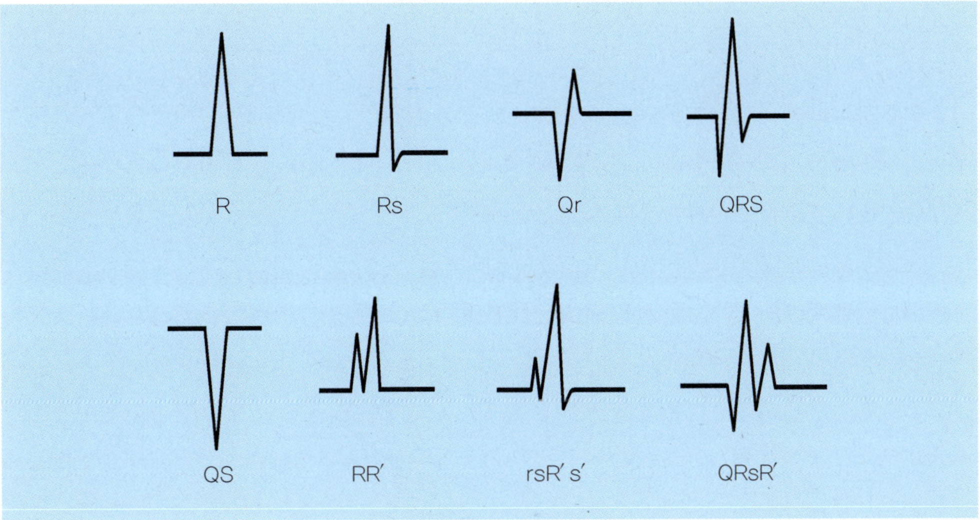

QRS파의 표현법

• **QTc**

0.35~0.44

• **VAT**

V_1≦0.03초, V_6≦0.05초

• **ST분절**

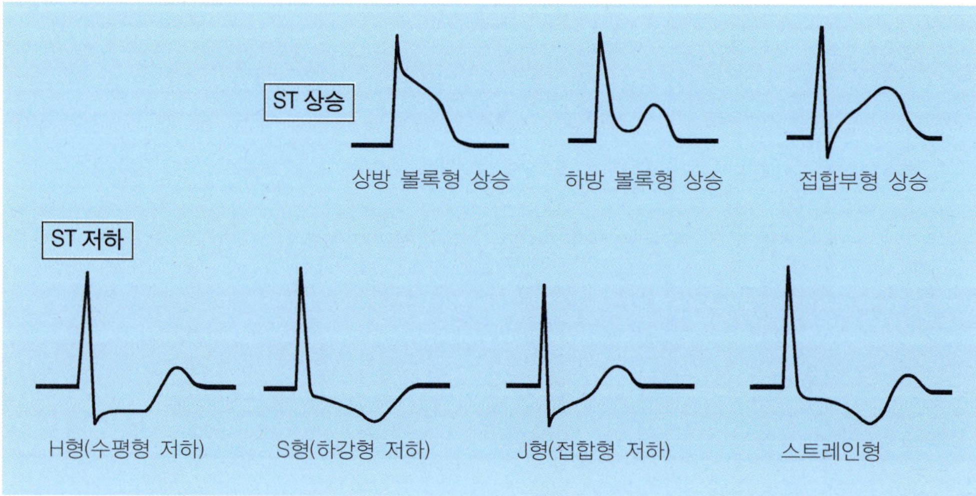

• **T파**

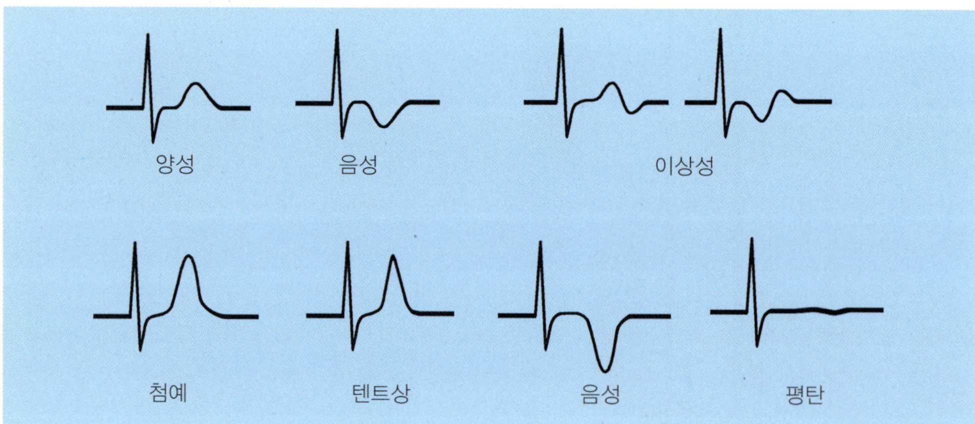

• **U파**

T파와 같은 방향이 정상

심장축의 회전

심첨부에서 심장을 보았을 때, 심장이 시계방향 회전을 하는지, 반대방향인지 알아보는 것이다. 이 회전방향은 이행대(transition zone)의 위치를 보고 판단한다.

이행대는 흉부 유도에서 R파와 S파의 크기비(比)가 같은 점(R파와 S파의 흔들림이 거의 비슷한 유도부위)을 말한다.

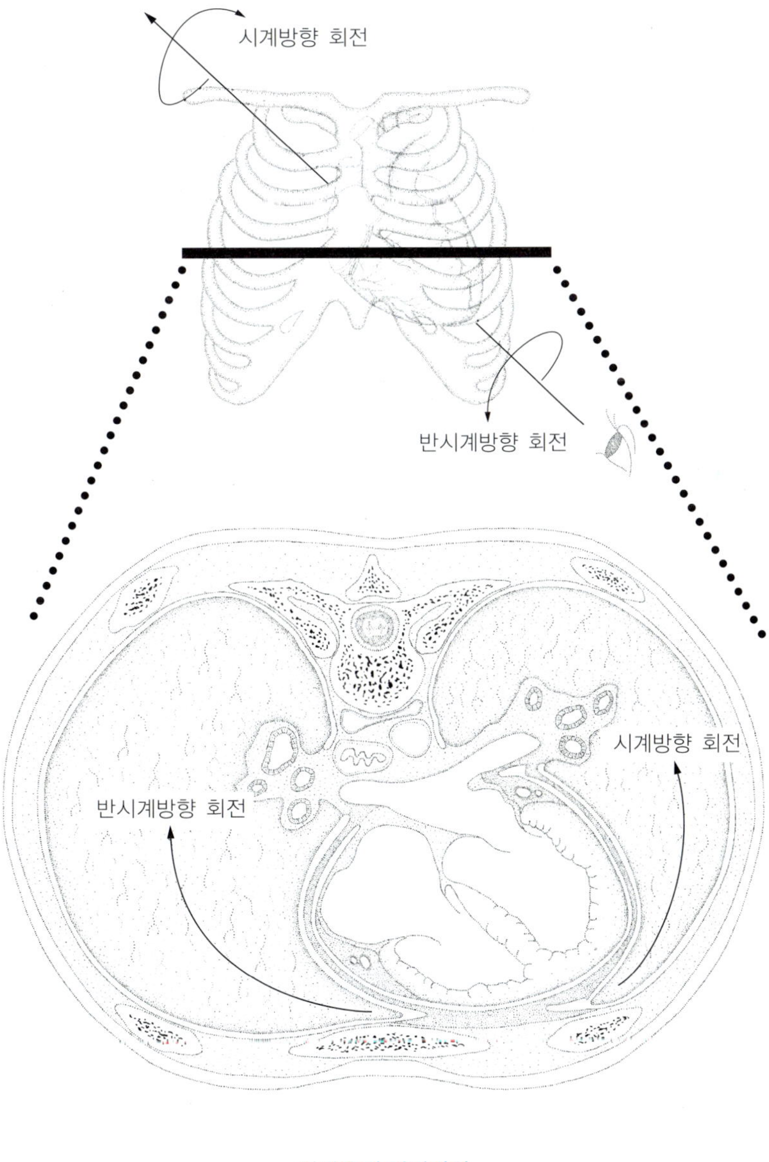

심장축의 회전방향

• 정상

정상인의 이행대는 V_3 또는 V_4에 있다.

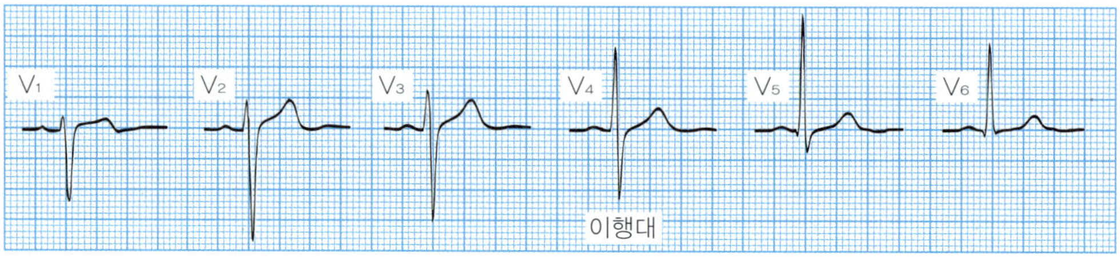

정상

• 시계방향 회전

이행대는 좌측방향으로 벗어나고, V_5, V_6으로 이동한다.

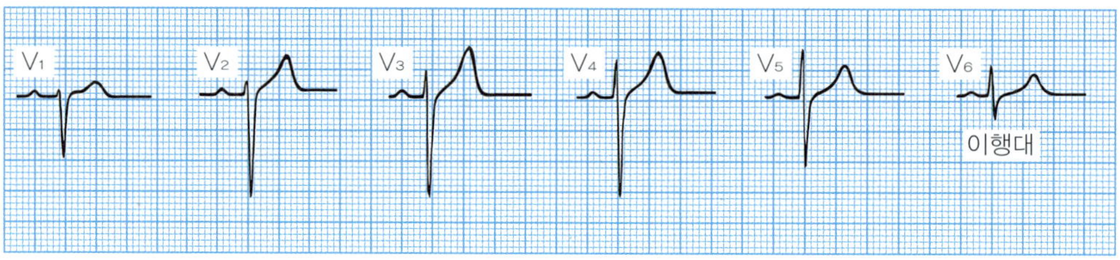

시계방향 회전

• 반시계방향 회전

이행대는 우측방향으로 벗어나고, V_2, V_1으로 이동한다.

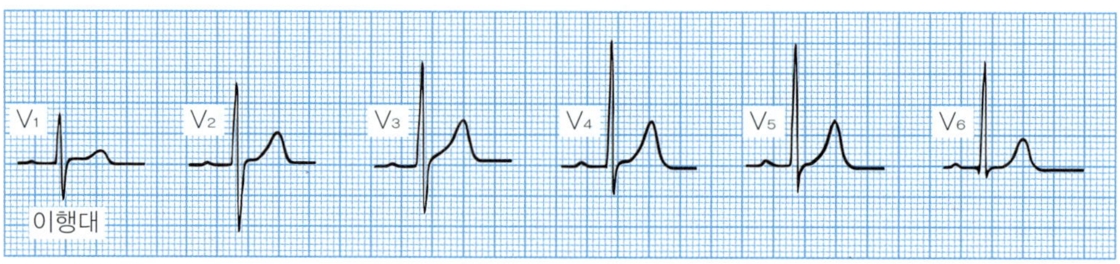

반시계방향 회전

전기축

심실근이 흥분할 때 일정방향의 전기가 발생한다. 이 전기력의 벡터 방향을 전기축이라 한다

전기축 구하는 방법

I, II, III 중 2개의 유도를 사용하여 구한다. 예를 들어, I, II 유도를 사용하여 양성 파형을 +, 음성 파형을 로 히여 합계를 구힌다. 그림에 나타나는 I, II 유도의 축 중앙 원점에서 진폭 차이만큼 벗어난 위치에 직각선을 그어 그 교점을 구한다. 그 교차점까지의 길이가 벡터의 크기이고, 이 방향이 전기축 방향을 나타내는 각도가 된다.

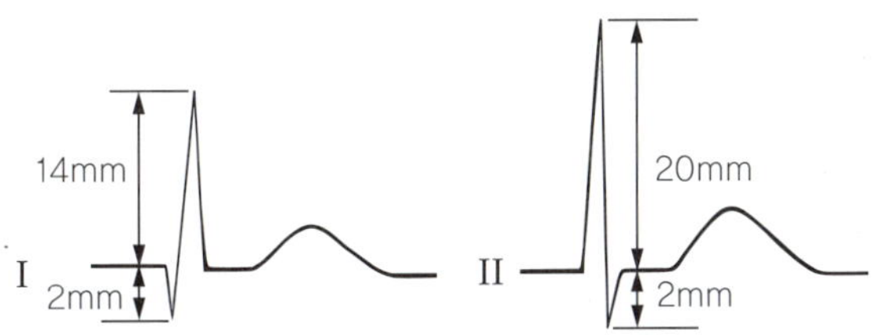

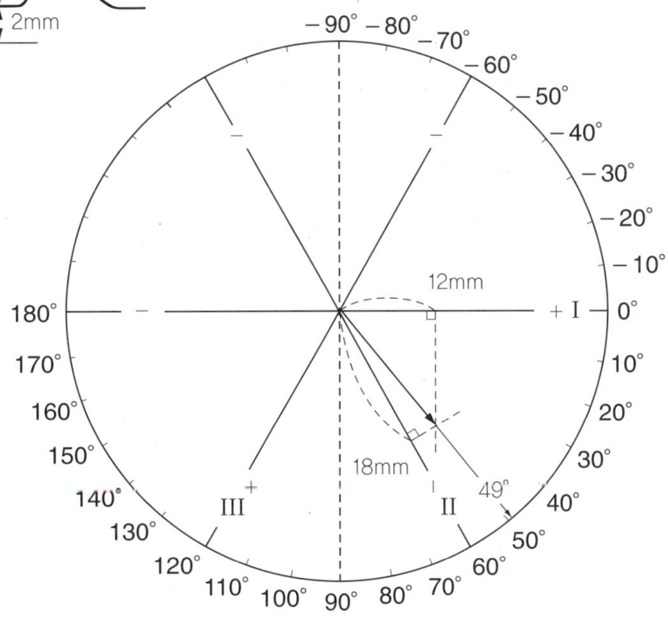

유도축

간단하게 전기축 결정하는 방법

정 상 축: I · II · III 유도 모두 양성

우축편위: I 유도 음성, II · III 유도 양성

좌축편위: I 유도 양성, II · III 유도 음성

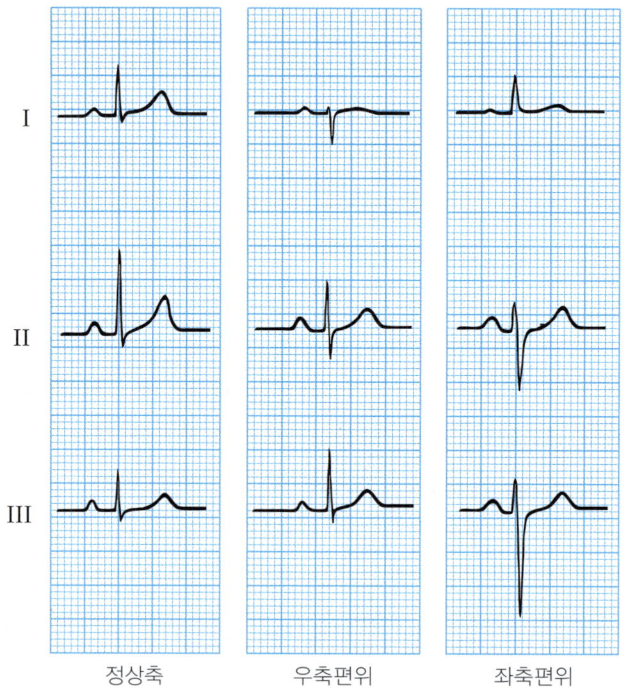

전기축의 기준치

정 상 축 : 0°~+90°

우축편위: +90°~+180°

좌축편위: 0°~−90°

· 110° 이상의 고도한 우축편위는 이상소견이다.

· 0°~−30°의 좌축편위는 비만이나 노인에서 나타나는 경우가 있다. −30° 이상의 고도 좌축편위는 이상소견이다.

축편위의 원인

우축편위: 우심실비대, 좌전섬유속차단, 우심증 등
우축편위가 단독으로 나타나는 일은 비교적 적다.

좌축편위: 좌심실비대, 좌후섬유속차단, 하벽경색 등
좌축편위 단독으로 나타나며 다른 소견을 수반하지 않는 경우도 있다.

우심실을 열고 전방에서 바라본 심장 해부

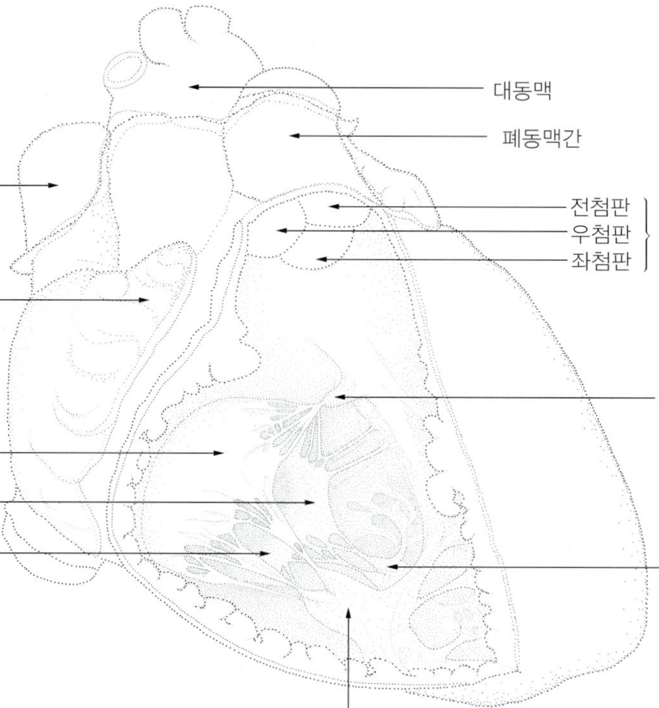

우심방이: right atrial appendage (RAA)
대동맥: aorta (Ao)
상대정맥: superior vena cava (SVC)
하대정맥: inferior vena cava (IVC)
폐동맥간: pulmonary trunk (PT)
폐동맥판: pulmonary valve (PV)
  전첨판: anterior cusp (AC)
  우첨판: right cusp (RC)
  좌첨판: left cusp (LC)

삼첨판: tricuspid valve (TV)
  전첨판: anterior tricuspid leaflet (ATL)
  중격판: septal tricuspid leaflet (STL)
  후첨판: posterior tricuspid leaflet (PTL)
내측유두근: medial papillary muscle (MPM)
후유두근: posterior papillary muscle (PPM)
전유두근: anterior papillary muscle (APM)

제 II 장

부정맥과 전도장애

1. 동부정맥(Sinus Arrhythmia)

호흡성 부정맥
respiratory arrhythmia

일반적으로 흡기 시에 R-R간격이 단축되고 호기 시에 연장되는 것을 호흡성 부정맥(respiratory arrhythmia)이라 한다.

소아나 젊은 사람에게 많이 보인다. 생리적인 것이므로 치료를 필요로 하지 않는다.

판독 포인트

- 호흡에 따른 R-R간격의 주기적 변동
- 호흡을 일시 정지시켜 R-R간격 변동이 작아지는 것을 확인
- 심방 조기박동, 동방 차단과 감별

호흡성 부정맥

호기 시 최장 R-R간격은 0.93초, 흡기 시 최단 R-R간격은 0.73초, R-R간격은 흡기 시에 단축, 호기 시에 연장된다.

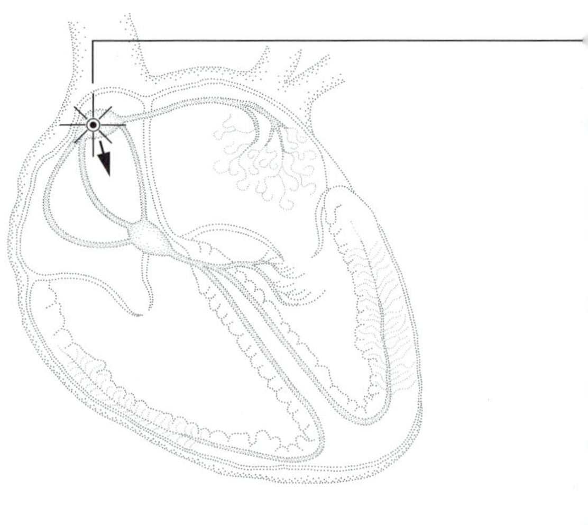

호흡성 부정맥의 발생기전

흡기
↓
흉강내 음압
↓
우심방, 대동맥에 혈액 증가
↓
미주신경 억제 효과
↓
심박 증가

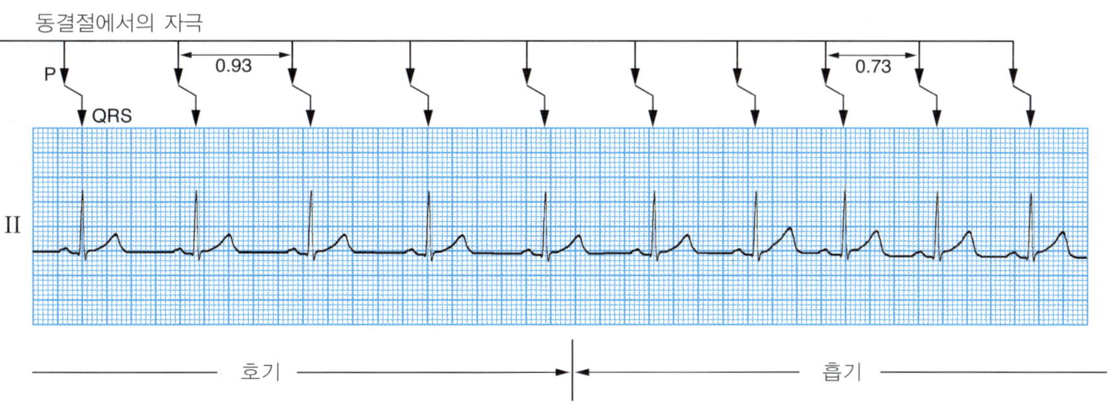

동서맥
sinus bradycardia

심박수가 1분에 60회 이하인 동율동을 동서맥(sinus bradycardia)이라 한다. 동결절 흥분 빈도 저하에 의한 서맥이다. 동서맥은 연령과 관계있고, 중년 이후에는 안정시 심박수가 55/분이라도 정상 소견이다. 하지만 영유아에서 60/분 정도면 병적 서맥이다.

판독 포인트

- P–P간격(R–R간격)은 1.0초 이상으로 연장된다.
- P파는 Ⅰ, Ⅱ, Ⅲ, aVF 유도에서 양성
- PR시간은 정상범위(0.20초) 이내이다.
- 각 심박의 P파, QRS파, T파는 각각 동일 파형을 나타낸다.

동서맥

심박수는 39/분으로 서맥이다.

P파, PR시간은 정상이다. P-P간격은 거의 일정하고, 각 심박의 P파, QRS파, T파 각각의 파형은 동일하다.

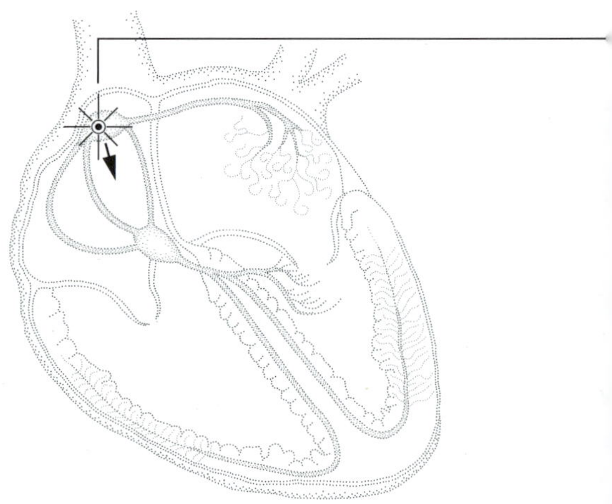

감별진단

· 동방 차단
· 방실 차단
· 이소성 심방조율
· 방실접합부 박동(AV junctional beat)
· 비전도성 심방 조기박동

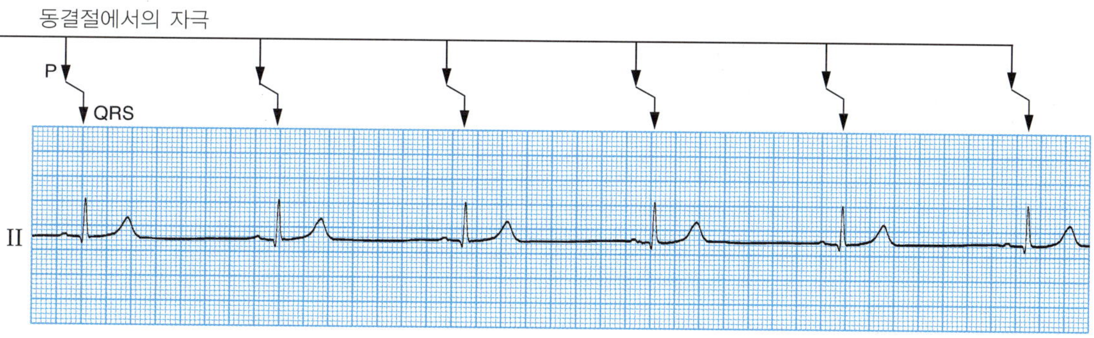

동빈맥
sinus tachycardia

동빈맥(sinus tachycardia)은 심박수가 100/분 이상인 동율동을 말한다. P-P간격은 비교적 일정하다. 영유아를 제외하고 안정 시에 150/분을 초과하는 경우는 드물다. 운동, 울혈성 심부전, 갑상선기능항진증 등에서 관찰된다.

판독 포인트

- 동성 P파를 확인(P파와 T파는 확실하게 구분되어 보인다)
- P파는 높으면서 뾰족하게 되는 경우가 있다.
- QRS파 간격은 심실내 전도장애가 없는 한 0.08초 이하
- R-R간격은 0.6초 이하

동빈맥

심박수 125/분으로 빈맥이다. P파는 정상이고 1대 1로 방실전도가 이루어지므로 동빈맥이다.

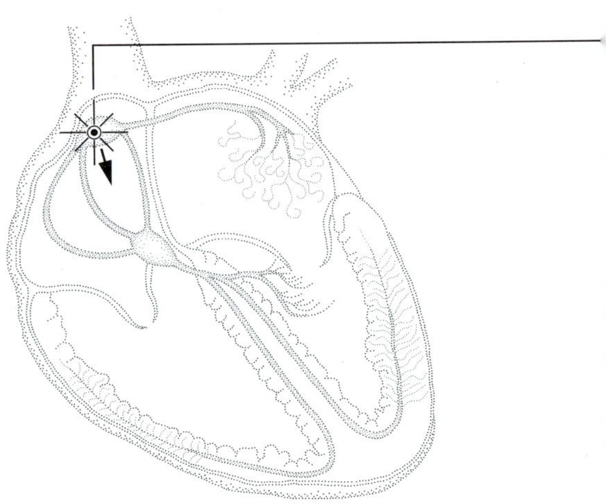

※ 동빈맥의 정의와 임상적 의의는 반드시 일치하는 것은 아니다. 성인의 심박수가 안정 시에 90/분 이상이면 빈맥으로 생각해야 할 것이다.

감별진단

· 상심실성 빈맥
· 심방세동
· 심방조동
· P파가 높고 뾰족하게 되는 경우는 폐동맥 고혈압성 P파와 감별이 필요

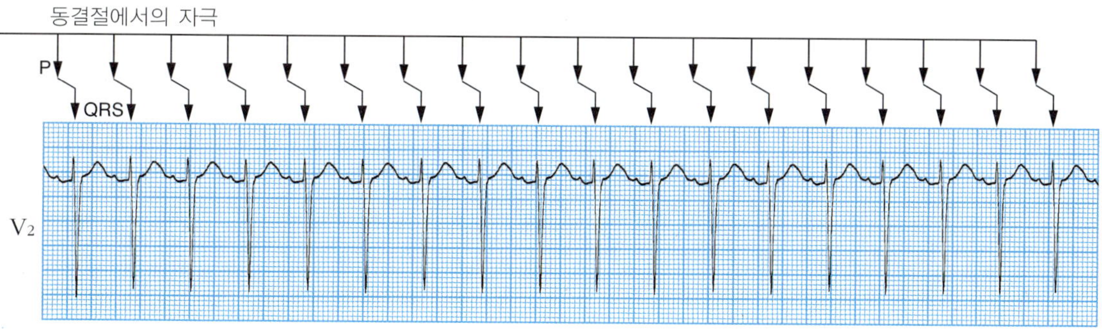

※ 폐동맥 고혈압성 P파: II, III, aVF, V1 V2 유도에 있어서 높이가 2.5(또는 2.0)mm 이상이며 뾰족한 P파는 폐동맥 고혈압성 P파라 불리고, 우심방 과부화에 의한 특징적 소견이다.

유주심박조율기
wandering pacemaker

심방조율 생성부위가 이동하며 심방조율을 만들어 내는 것을 유주심박조율기(wandering pacemaker)라 한다. 유주심박조율기에는 동결절 이외의 심방에서 생성되는 경우와 방실결절에서 생성되는 경우로 나눌 수 있다. 임상적 의의는 없다.

유주심박조율기(심방)

P파는 모두 양성이다. 1~6박째의 P파는, 7~9박째의 P파에 비해 뾰족하다. 이것은 심박조율이 동결절 내에서 심방 내로 이동하였다고 생각된다. P-P간격(R-R간격)은 심박동기의 이동에 따라 변동되고 있다.

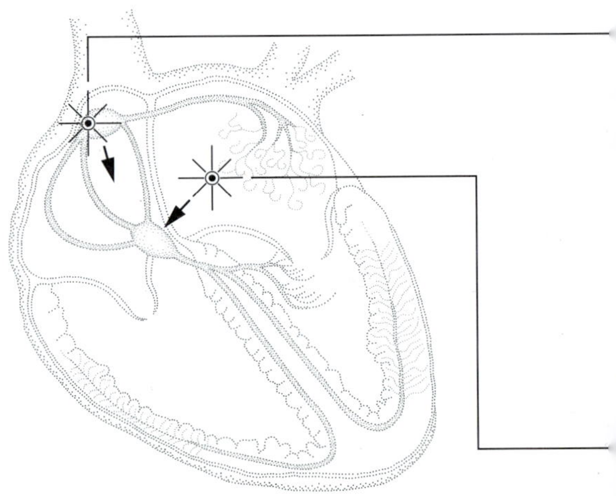

유주심박조율기(동결절과 방실결절)

1~3박째와 5, 6박째의 P파는 양성으로, 동결절 자극에 의해 발생한 것이다.

한편 4박째와 7~9박째의 P파는 음성이고, 또한 PR시간은 0.10초로 짧아진 것으로 보아, 심박조율이 동결절에서 방실결절로 이동한 것을 알 수 있다.

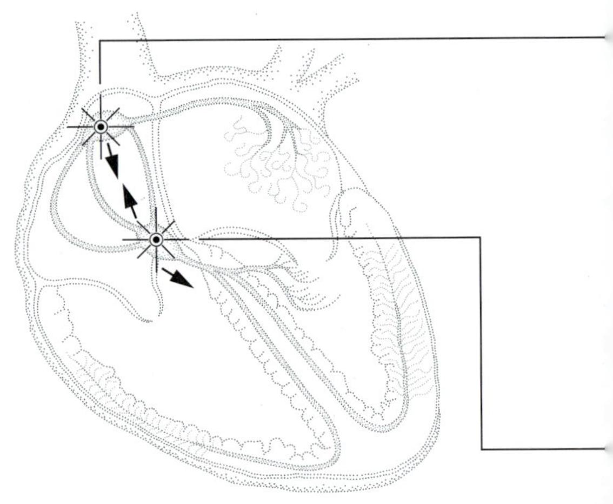

판독 포인트

· 심방내 이동
P파의 형태와 P–P간격의 갑작스런 변화를 나타낸다.

· 동결절과 방실결절 사이의 이동
심박동기가 방실결절로 이동하면 II, III, aVF 유도에서 P파는 음성이 된다.
PR시간은 일반적으로 0.12초 이하로 단축된다. 심박동기의 이동과 함께 P–P간격은 연장된다.

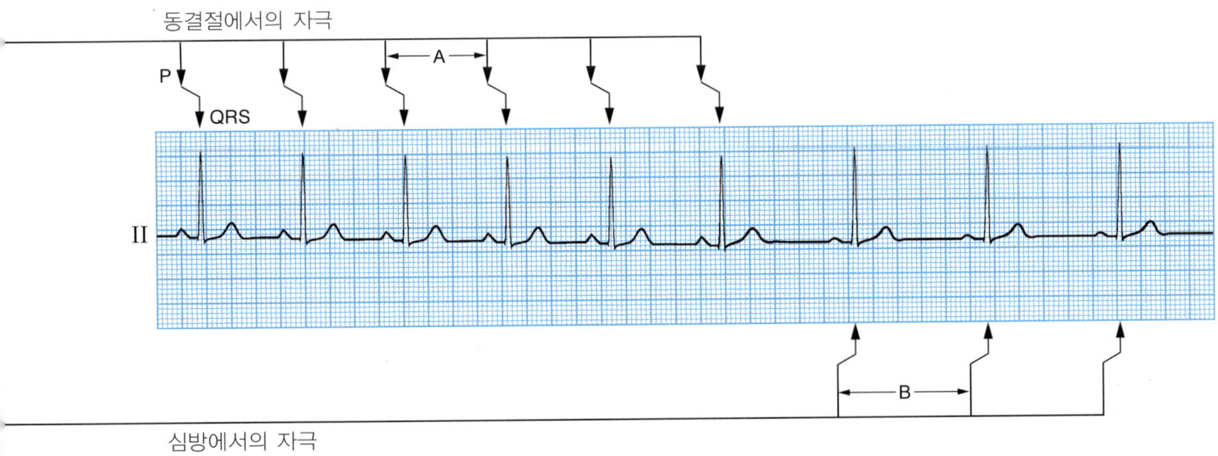

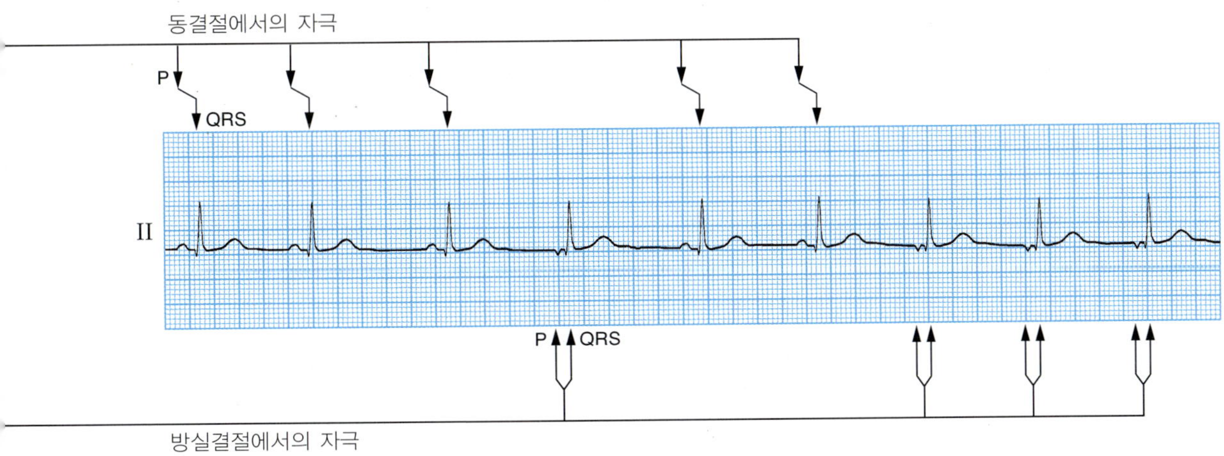

동방 차단
sinoatrial block

동방 차단(sinoatrial block)은 동결절과 심방의 전도 차단이다. 동방 차단으로 동결절 심방 전도가 때때로 탈락되어 P파와 QRS파가 나타나지 않게 된다.

이론적 동방 차단

동방 차단도 방실 차단과 같이 1도, 2도, 3도의 차단이 나타날 수 있다. 제1도 동방 차단은 동결절 흥분이 심전도에 기록되지 않으므로 진단은 불가능하다. 제 3도 동방 차단은 동결절이 완전히 심방에 전도되지 않으므로 동정지와 구별할 수 없다. 심전도로 진단 가능한 동방 차단은 제2도뿐이고 단순히 동방 차단이라 하면 일반적으로 제2도 동방 차단을 의미한다.

동방 차단

3박째와 4박째의 사이의 P파, QRS파가 탈락되고, P-P간격이 연장되어 있다. 이 연장된 P-P간격은 1.69초이며, 기본조율의 P-P간격(0.82~0.87초)의 약 2배이다. 즉, 동율동의 자극이 동결절에서 심방에 전도되지 않은 것으로 추정된다.

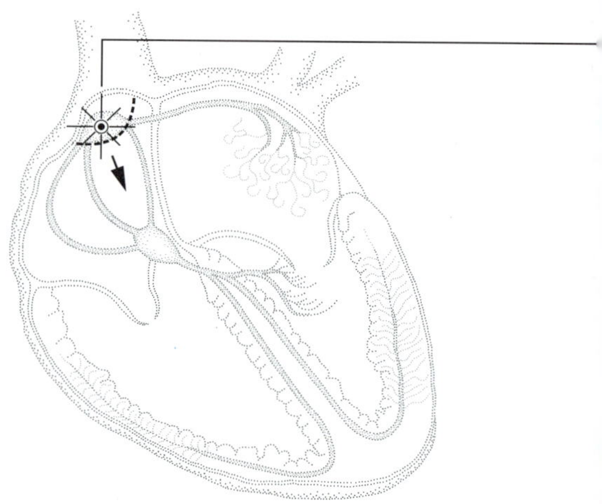

판독 포인트

· P파가 QRS파와 함께 탈락된다.
· Wenckebach형 동방 차단(제2도 I형 동방 차단): P-P간격(R-R간격)이 서서히 단축된 후, P파, QRS파가 탈락되고 P-P간격(R-R간격)이 연장된다. 그 후 P-P간격(R-R간격)이 또한 서서히 단축되는 변화를 주기적으로 반복한다.
· 제2도 II형 동방차단: P-P간격의 연장이 앞선 P-P간격의 변화없이 기본 P-P간격의 정수배로 길어지는 것이 특징이다

감별진단

· 제2도 방실 차단
· 일과성 동정지
· 호흡성 부정맥

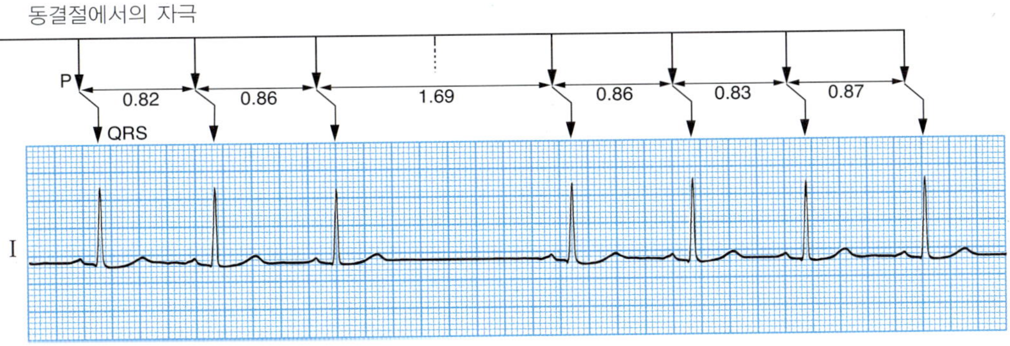

동정지
sinus arrest

동정지(sinus arrest)는 동결절의 자동능이 저하되고 동율동 중에 동결절의 보조 박동이 일시적으로 정지하는 것으로 그 회복은 일정하지 않으므로 P파의 소실된 부분은 기본 P-P간격의 정수배가 되지 않는다.

판독 포인트

· P파가 QRS파와 함께 갑자기 탈락한다.
· P–P간격이 3초 이상 또는 동율동 P–P간격의 3배 이상으로 연장된다.
· 연장한 P–P간격이 동율동 P–P간격의 정수배가 되지 않는다.

동정지

2박째와 3박째의 P-P간격이 갑자기 3.86초로 연장되고 있다. 이 P-P간격은 동율동 P-P간격의 정수배가 아니므로 일시적 동정지로 생각된다.

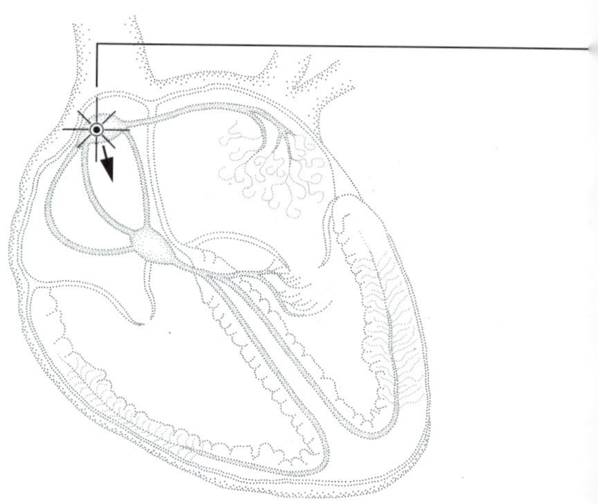

감별진단

· 동방 차단과의 감별
  동방 차단은 P파, QRS파의 탈락된 부분이 동율동 P-P간격의 정수배이다.
· 서맥이 동반된 동부정맥
· 방실 차단

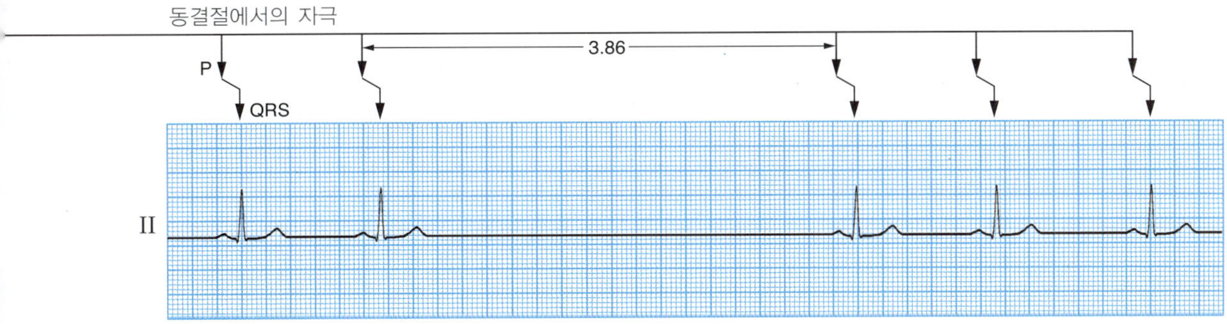

동기능부전증후군
sick sinus syndrome

동결절의 만성적인 기능저하로 인해 동서맥, 동정지, 동방 차단, 발작성 심방빈맥, 발작성 심방세동 · 조동 등의 서맥성 또는 빈맥성 부정맥을 일으키는 증후군.

판독 포인트

· P파의 탈락을 수반하는 현저한 서맥 또는 심정지 발작
· 이탈박동을 보이는 경우가 많다.

동방 차단

QRS파의 탈락된 부분의 P-P간격은 다음에 오는 정상 P-P간격의 약 3배에 해당한다. 동기능부전증후군에서 관찰되는 경우가 있다.

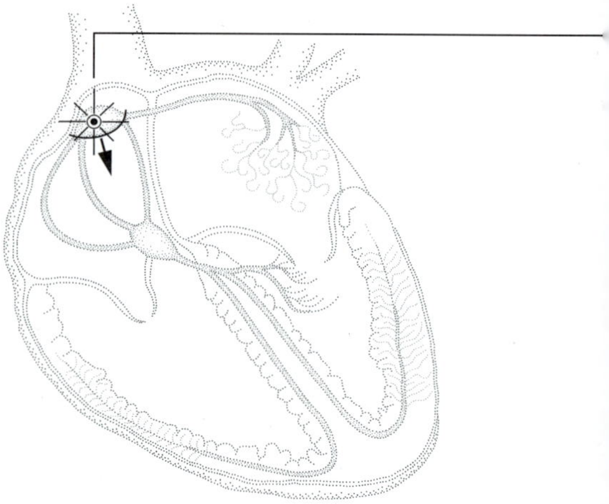

Rubenstein 등의 분류(I~III형)

I 형: 특정 원인이 없는 특발성 동서맥
II 형: 동정지 또는 동방 차단이 존재하는 것
III 형: I, II 형의 소견 이외에 발작성 심방세동, 심방조동 등의 발작성 심방빈맥을 수반하는 것

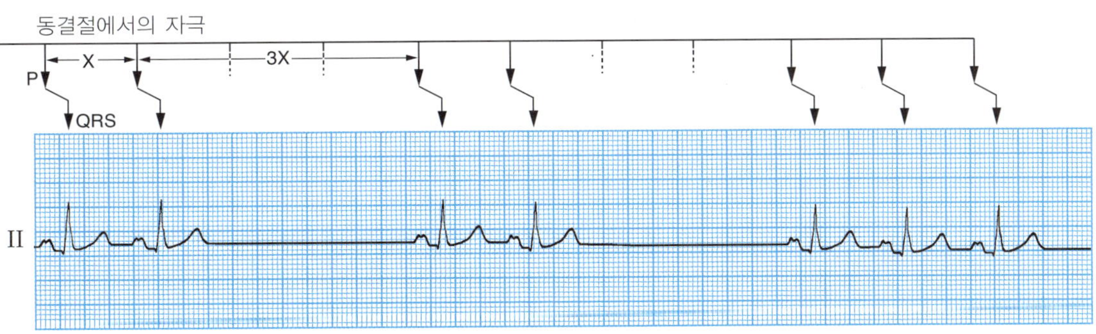

방실접합부 리듬
atrioventricular junctional rhythm

동율동에 대신하여 방실접합부가 심실 및 때로는 심방도 포함하여 그 조율을 지배하는 것을 방실접합부 리듬(atrioventricular junctional rhythm)이라 한다.

판독 포인트

- II, III, aV_F 유도의 P파가 음성이다.
- 대부분의 경우, PR시간이 0.12초 이하이거나 또는 P파가 QRS파 뒤에 출현한다.
- P파가 QRS파와 겹쳐져 심전도에서는 인식할 수 없는 예도 있다.

방실접합부 리듬

II, III, aV_F 유도의 P파는 음성을 나타내고 있다. PR시간은 0.10초로 단축되어 있다. 방실접합부 리듬이다.

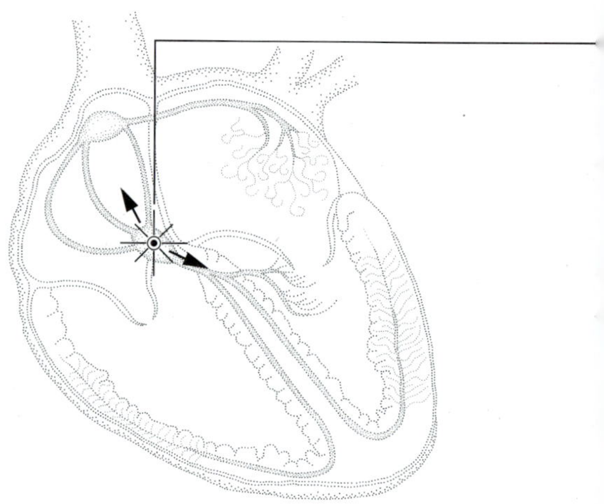

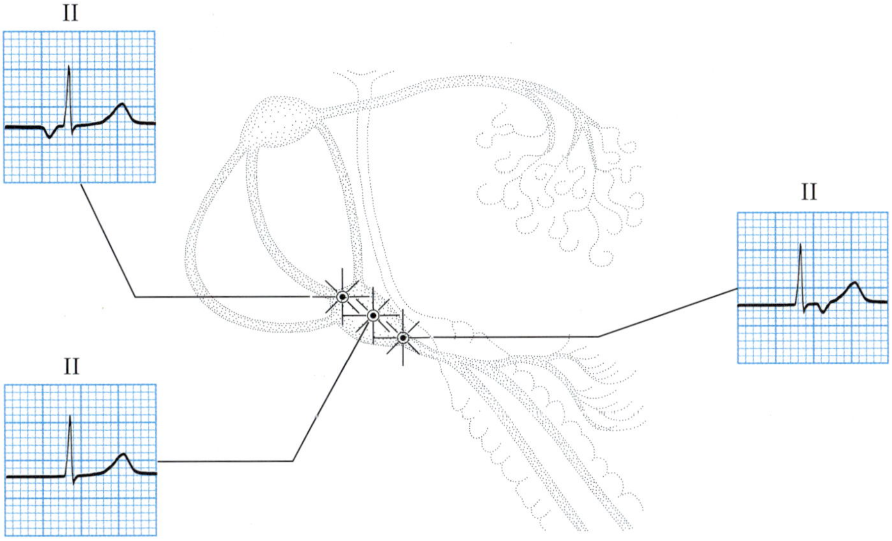

방실접합부에서의 자극에 의한 P파 출현 패턴

방실접합부에서 나온 자극은 심방과 심실로 향하여 각각을 흥분시킨다. 방실접합부 상부에서 나온 자극은 심실보다도 심방에 빨리 도달하고, QRS파에 선행하여 P파가 출현한다. 방실접합부의 중앙에서 나온 자극은 심방과 심실에 동시에 도달하고 각각 동시에 흥분시키기 때문에 P파와 QRS파가 겹쳐져 P파는 확인 불가능하다. 방실접합부의 하부에서 나온 자극은 심방보다도 심실에 빨리 자극이 도달하고 QRS파 다음에 P파가 출현한다.

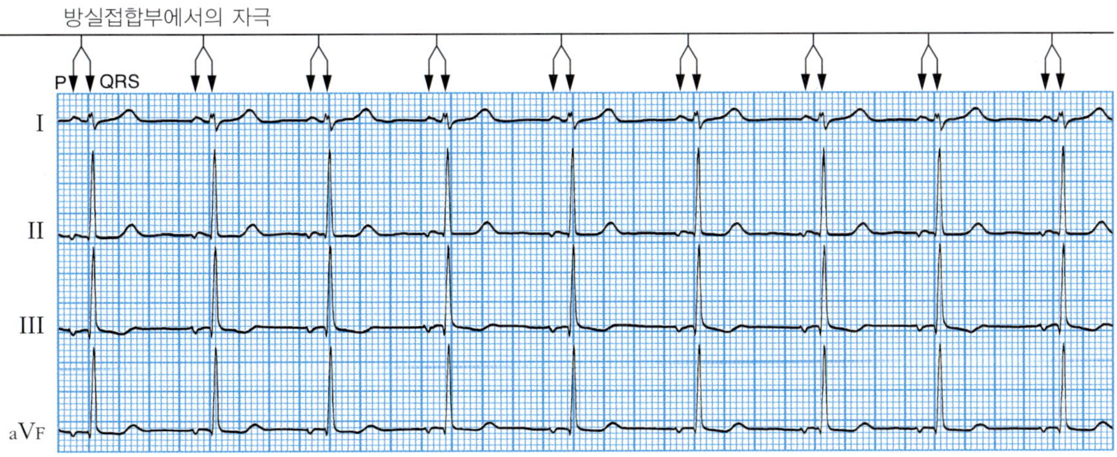

※ 이탈박동(escape beat): 방실 차단 등으로 인하여 심실 흥분이 오랫동안 휴지되면 하위의 자동능(automaticity)이 활성화되어 심장박동이 발생한다.

P파가 보이지 않는 방실접합부조율

기록상 P파가 보이지 않는다. 방실접합부에서 발생한 자극이 심방과 심실에 거의 동시에 도달하므로 P파는 QRS파와 겹쳐져 기록된다.

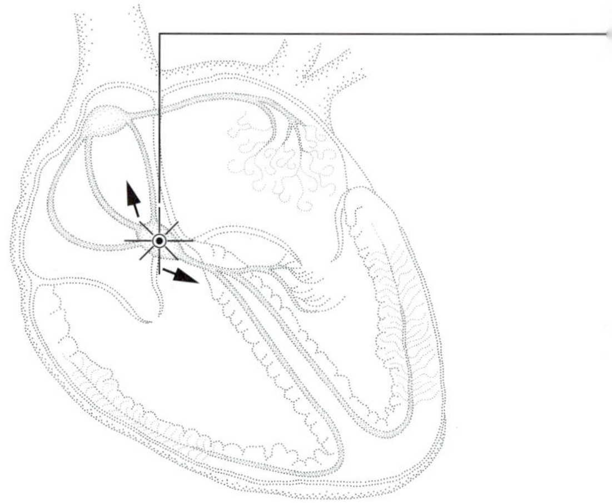

ST분절에 P파가 보이는 방실접합부조율

II, III 유도에서 ST분절에 음성 P파가 보인다. 방실접합부 자극에 의한 P파로 생각된다.

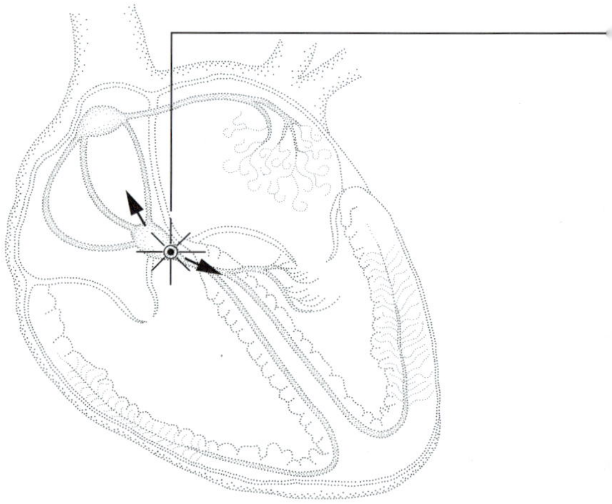

방실접합부 이탈박동

1박째와 4박째에서는 QRS파에 P파가 선행하고 있다. 다른 QRS파에는 선행하는 P파가 보이지 않는다. 이것들은 방실접합부에서의 이탈박동 때문이다. 1박째와 4박째의 PR 시간은 모두 0.14초로 동성 P파가 QRS파에 전도된 것이라 생각된다.

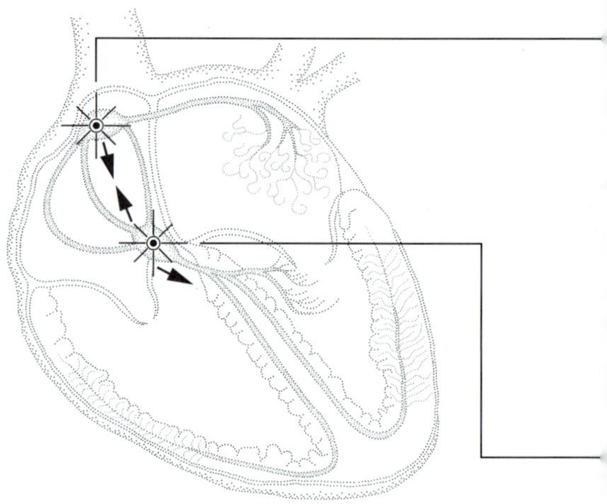

※ 이탈율동(escape rhythm): 이탈박동(escape beat)이 연속적으로 일어난 것을 이탈율동이라고 한다.

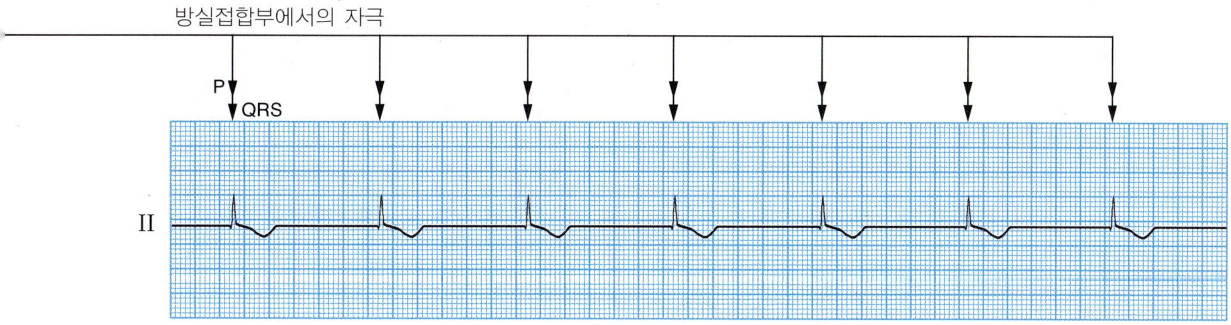
방실접합부에서의 자극
P
QRS
II

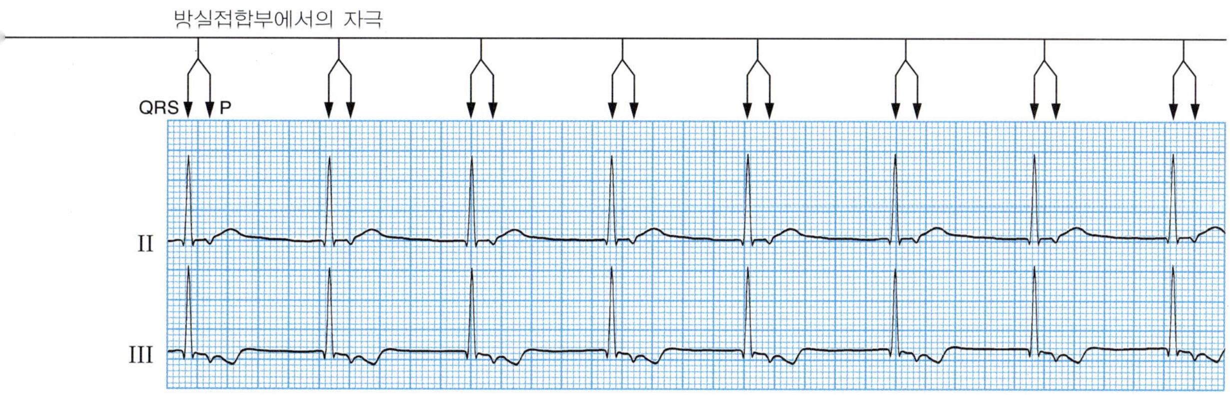
방실접합부에서의 자극
QRS
P
II
III

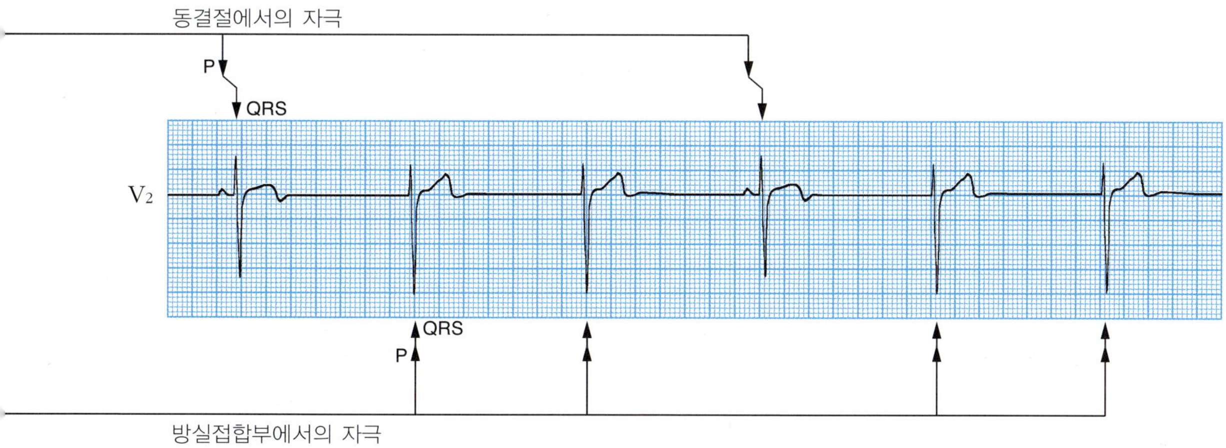
동결절에서의 자극
P
QRS
V2
QRS
P
방실접합부에서의 자극

이탈박동
escape beat

동결절의 기능부전이나 전도장애 등이 발생한 경우, 하위의 심박조율기인 방실접합부나 Purkinje섬유가 흥분을 유발하고, 심장 박출을 보충하는 신체의 방어 기능이다. 이 박동을 이탈박동(escape beat)이라 한다. 방실접합부에서 자극이 나오는 경우를 방실접합부 이탈박동(junctional escape beat), Puikinje섬유에서 자극이 나오는 경우를 심실 이탈박동(ventricular escape beat)이라 한다.

판독 포인트

· 방실접합부 이탈박동
  오랜 유지기 후에 QRS파가 1개 출현하고, 그 후는 기본조율로 돌아간다.
  P파는 없지만, 때로는 QRS파의 앞이나 뒤에 출현(Ⅱ, Ⅲ, aV_F 유도로 음성)
  QRS파는 기본조율과 거의 같은 형상
· 심실 이탈박동
  오랜 유지기 후에 폭넓은 QRS파가 1개 출현하고, 그 후는 기본조율로 돌아간다.
  P파는 보이지 않는다.

방실접합부 이탈박동

3박째와 4박째의 R-R간격은 연장되고, 4박째의 QRS파는 동율동과 거의 같다. 4박째의 QRS파에 선행하는 P파는 보이지 않고, P파는 QRS파 속에 숨어 있는 것으로 생각된다. 4박째는 방실접합부 이탈박동이다.

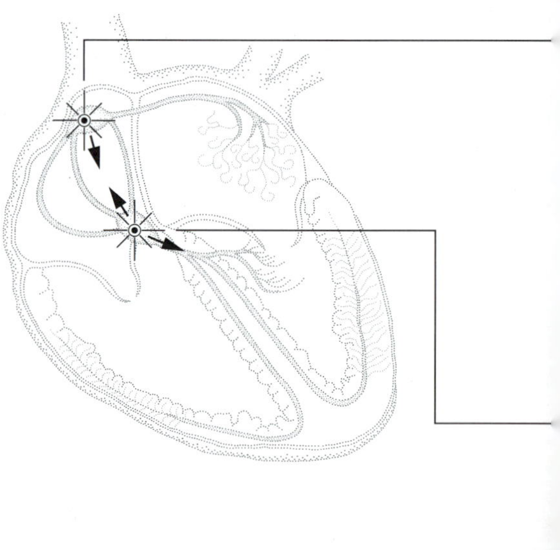

감별진단

· 기외수축
· 동방 차단
· 동정지

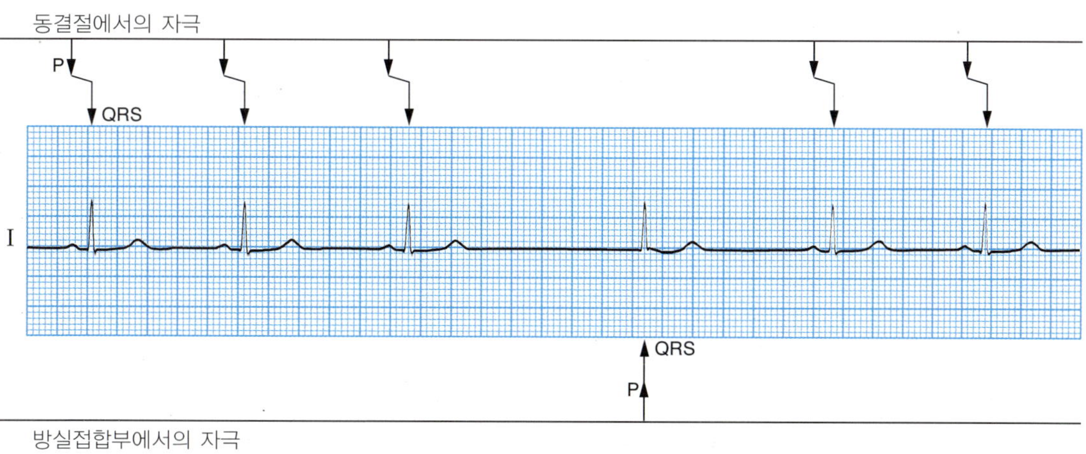

서맥과 이탈박동

분당 34회의 서맥이다. 3박째 QRS파에 선행하는 P파는 보이지 않는다. 2박째와 3박째의 R-R간격은 다른 R-R간격에 비하여 약간 연장되어 있다. 서맥이므로 약간의 R-R간격 연장으로 이탈박동이 나타났다.

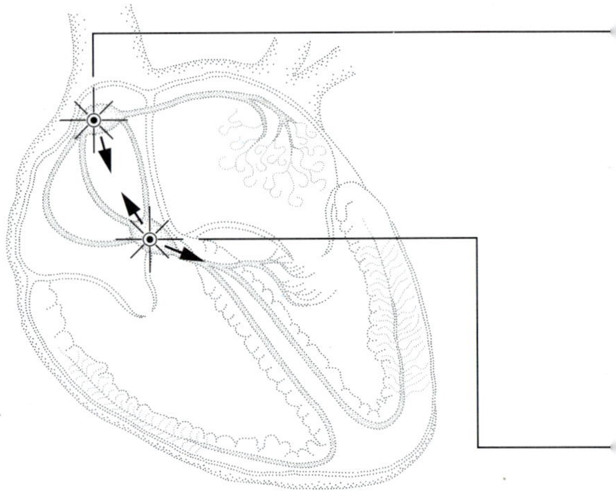

심실 이탈박동

3박째와 4박째의 R-R간격은 연장되고, 4박째는 긴 휴지기 후에 출현되고 있다. 4박째의 QRS파는 폭이 넓고, 형상도 동율동의 파형과 현저하게 다르다. 4박째는 심실 이탈박동이다.

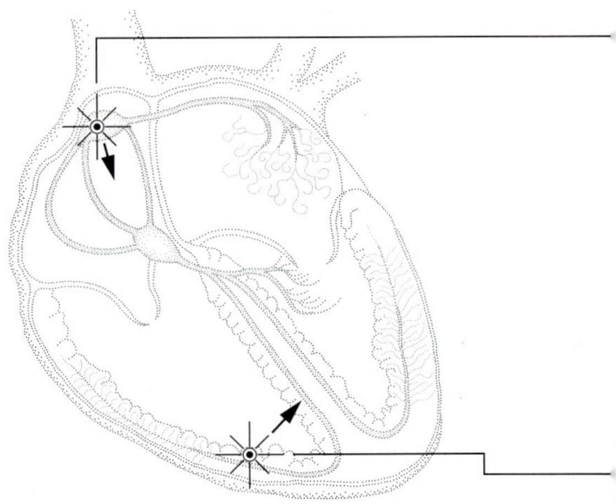

심방세동과 이탈박동

P파는 소실되고, 대신에 f파가 보이며, 심방세동이다. 2박째와 3박째 및 4박째와 5박째의 R-R간격은 모두 1.82초이다. 이것은 우연이 아니고, 오랫동안 방실접합부에 자극이 전달되지 않아 이탈박동이 발생한 것으로 생각된다.

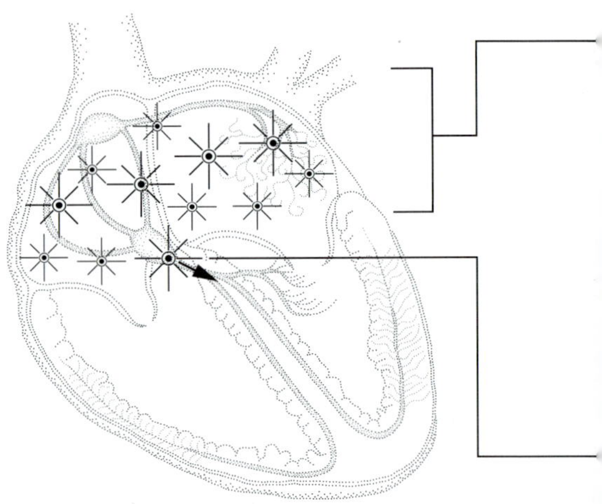

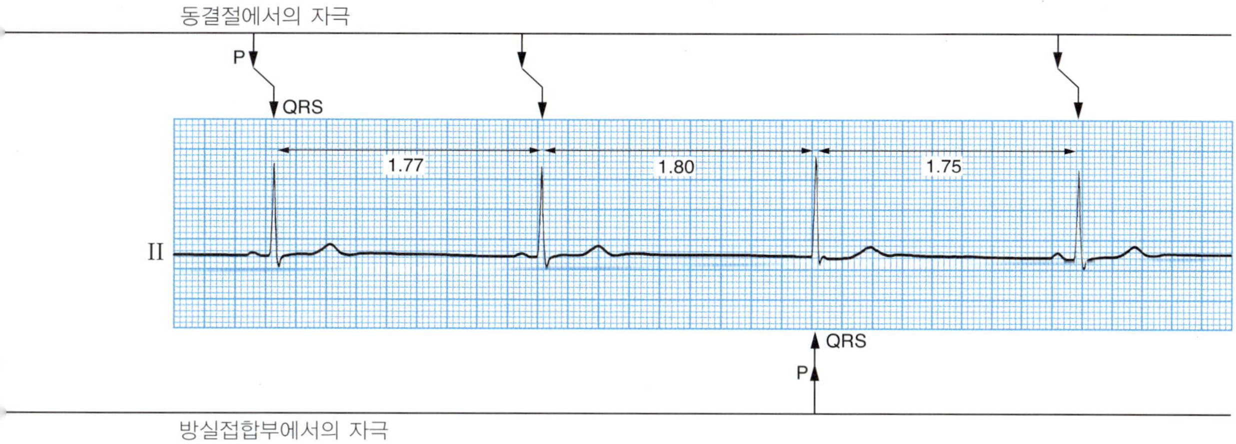
동결절에서의 자극
P
QRS
1.77
1.80
1.75
II
QRS
P
방실접합부에서의 자극

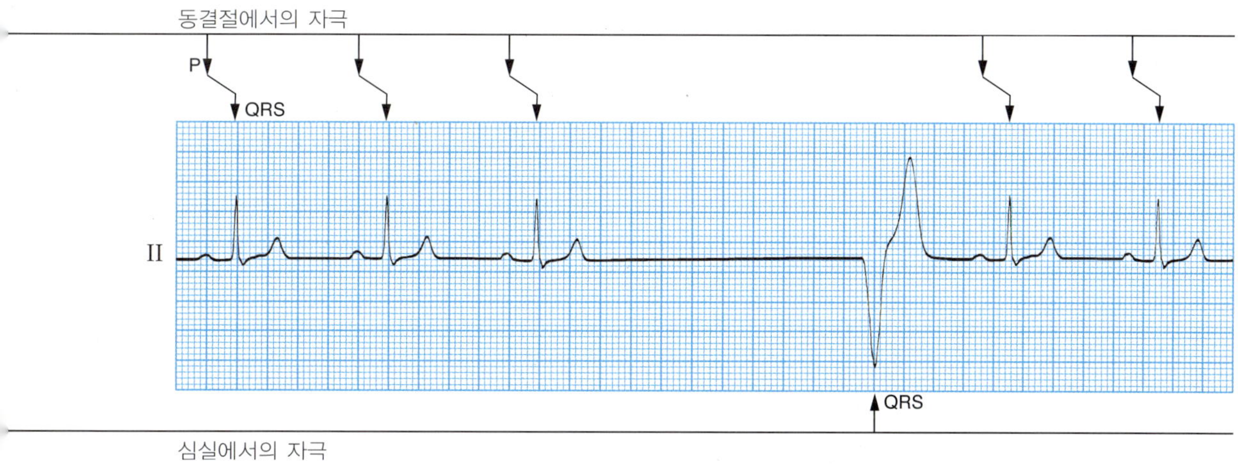
동결절에서의 자극
P
QRS
II
QRS
심실에서의 자극

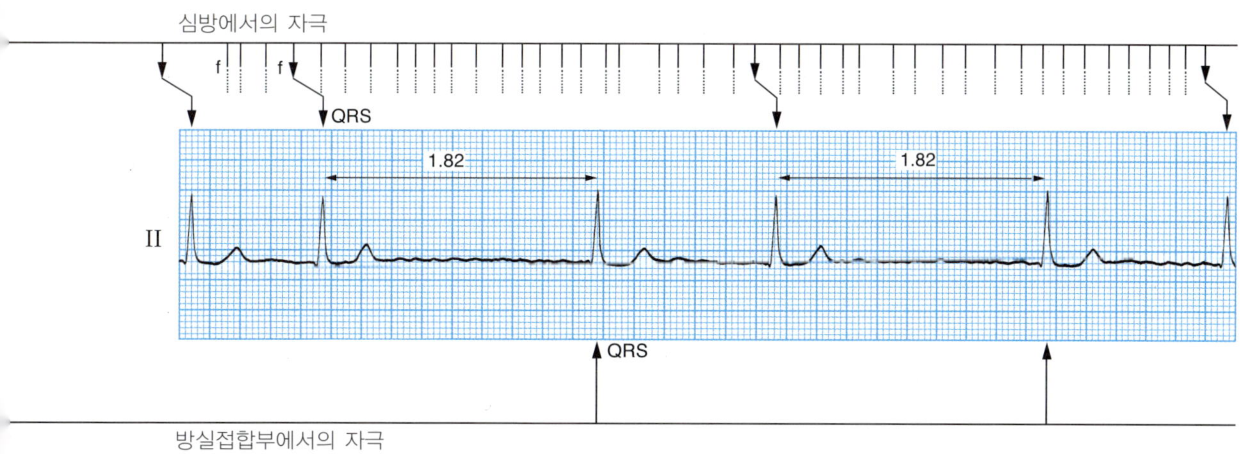
심방에서의 자극
f
f
QRS
1.82
1.82
II
QRS
방실접합부에서의 자극

2. 조기수축(Premature Contraction)

조기수축의 분류

조기수축(primature contraction)은 동율동에 의한 흥분에 선행하여 동결절 이외의 부분에서 조기흥분을 일으키는 것이다. 조기수축이 발생하는 위치에 따라 심방, 방실접합부, 심실로 분류한다.

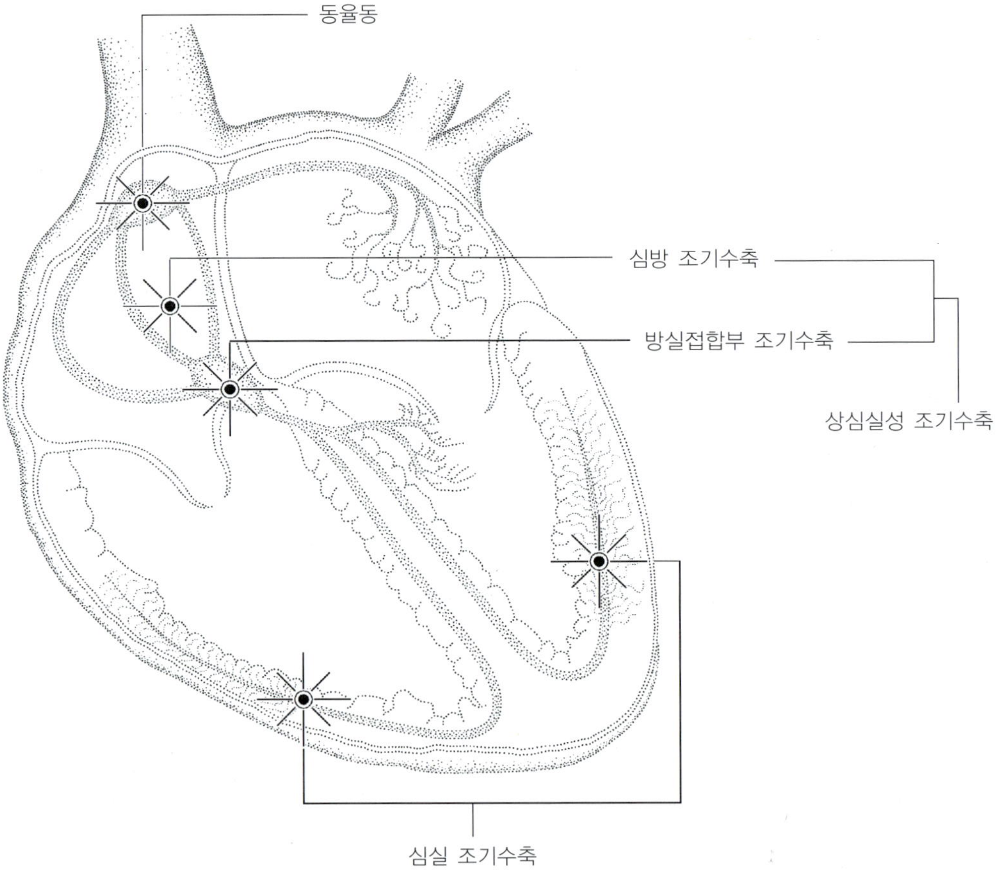

조기수축의 발생부위

조기수축의 분류

(1) 심방 조기수축
(2) 방실접합부 조기수축
(3) 심실 조기수축
※ 상심실성 조기수축은 심방 조기수축과 방실접합부 조기수축의 총칭이다.

기본조율과 조기수축과의 상호관계

• 간입성 조기수축(Interpolated Premature Contraction)

조기수축을 포함한 조율의 간격이 기본조율의 간격과 동일하다. 조기수축의 역행성 자극은 방실 결절 도중에 소멸하지만 불응기가 생긴다. 이 불응기가 짧으면 다음 동율동은 심실에 전달되어 간입성 조기수축(interpolated premature contracton)이 된다.

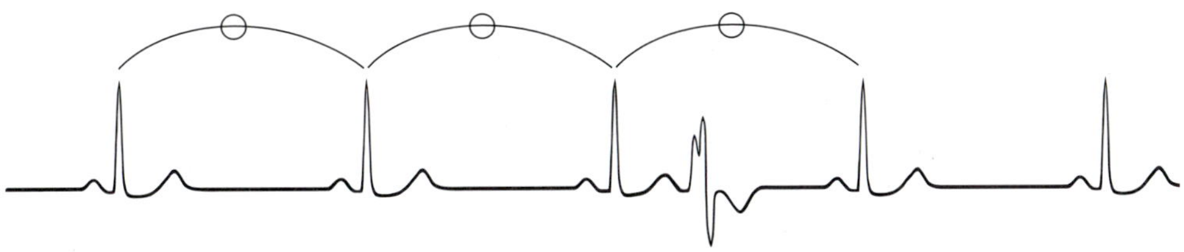

• 완전대상성 휴지(Complete Compensatory Pause)

심실 내에 발생한 조기수축의 자극은 심실 내에 전달되고 동시에 방실결절 내부에도 전도되고 소멸하여 불응기를 남긴다. 이 불응기가 완전하게 소실되기 전에 심방에서 동성자극이 방실접합부에 들어오면 그 자극은 불응기에 걸려 차단된다. 이 경우, 조기수축을 포함한 조율 간격은 기본조율 간격의 2배가 된다. 심실 조기수축의 대부분은 완전대상성 휴지(complete compensatory pause)를 가진다.

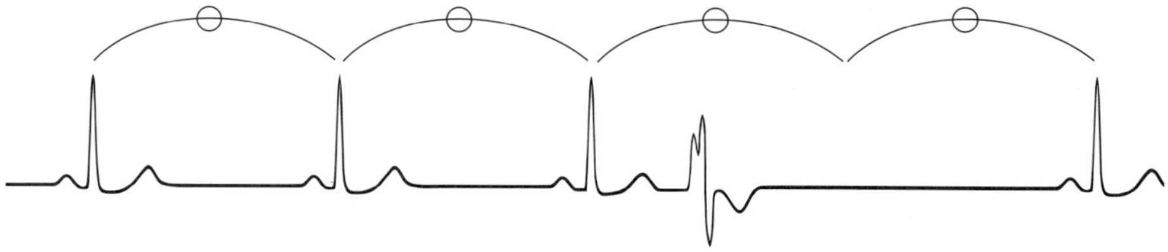

• **불완전대상성 휴지(Incomplete Compensatory Pause)**

조기수축의 역행성 흥분이 동결절까지 전달되고 동결절이 이것에 반응하여 흥분하면 다음은 이 흥분이 새로운 동율동의 출발점이 된다. 따라서, 조기수축을 전후의 2개의 조율 간격이 기본조율 간격의 2배보다도 짧아진다. 심방 조기수축의 대부분은 불완전대상성 휴지(incomplete compensatory pause)를 가진다.

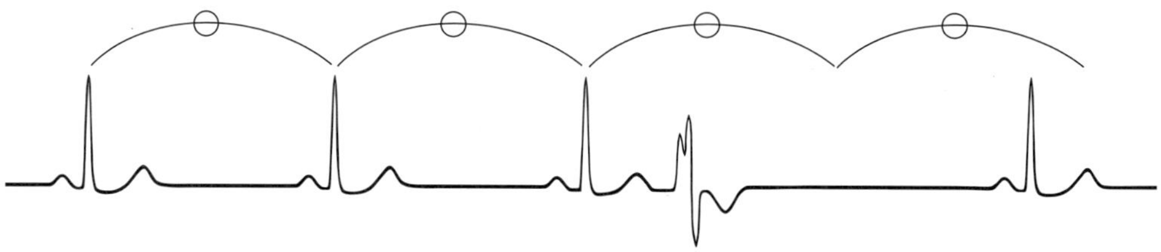

• **부수축성 리듬(Parasystolic Rhythm)**

기본조율과는 무관하게, 독자적인 일정주기를 가지고 출현하는 조기수축이다. 조기수축이 기본조율과 관계없이 출현하므로 연결간격은 일정하지 않다. 부수축성 리듬(parasystolic rhythm)은 심실이 많고 심방은 드물다.

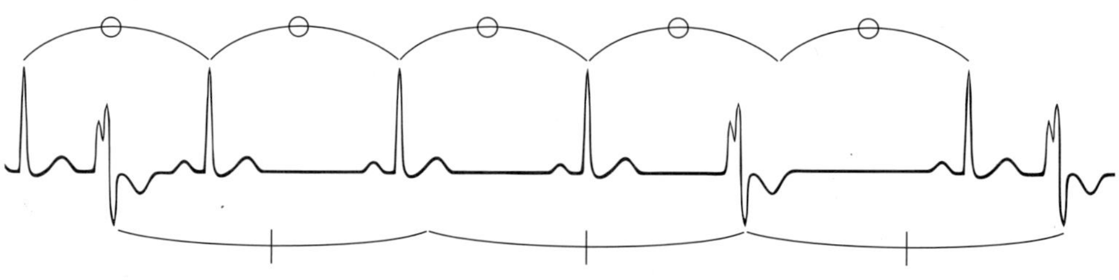

• **연결간격(Coupling Interval)**

조기수축에 선행하는 기본조율의 QRS파(P파)와 조기박동의 QRS파(P파)와의 간격을 연결간격(coupling interval)이라 한다. 연결간격은 간격이 일정한 고정 연결간격과 일정하지 않은 이동성 연결간격이 있다. 연결간격이 일정한지 아닌지는 조기수축의 발생이 단일인지 또는 다형성 심실 조기수축인지를 감별하는 데 중요하다. 부수축성 리듬은 기본조율과 관계없이 그 자체의 고유한 조율로 출현하므로 조기수축의 연결간격은 일정하지 않다.

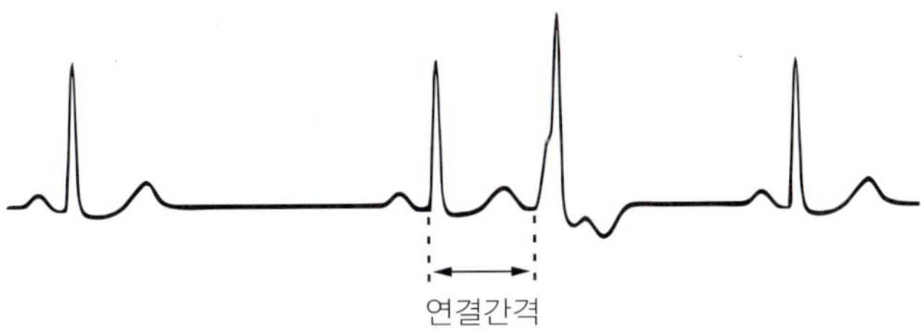

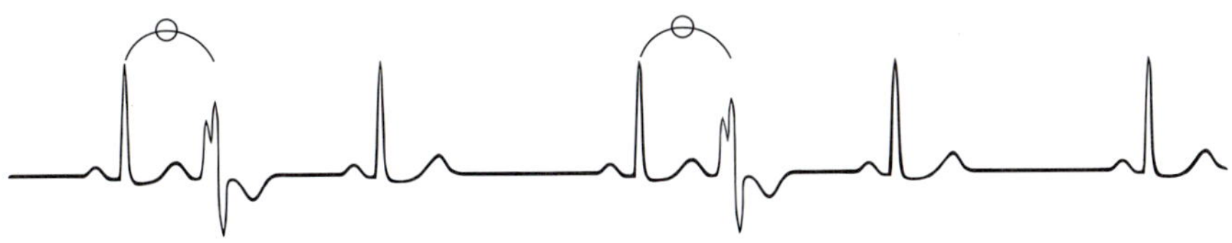

고정 연결간격

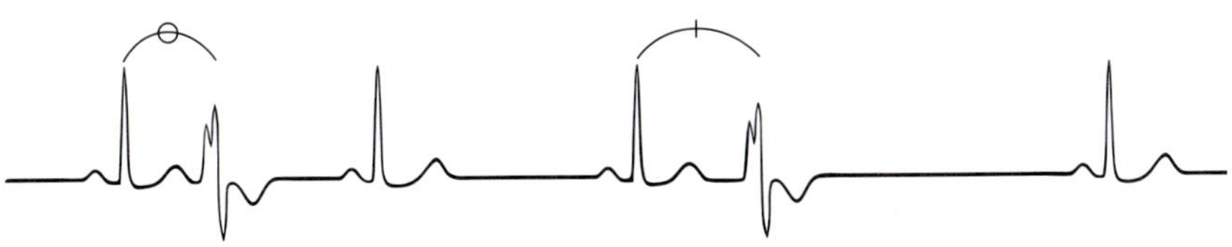

이동성 연결간격

상심실성 조기수축
supraventricular premature contraction

상심실성 조기수축(supraventricular premature contraction)은 심방 조기수축과 방실접합부 조기수축의 총칭이며, 동결절 이외 심방이나 방실접합부 등의 이소성 흥분에 의해 발생한다.

심방 조기수축

2박째와 3박째, 8박째와 9박째의 R-R간격이 갑자기 단축되고, P파는 선행하는 동율동의 T파 위에 보인다. 3박째와 9박째가 심방 조기수축이다. 조기수축의 QRS파는 동율동과 거의 같은 파형이다.

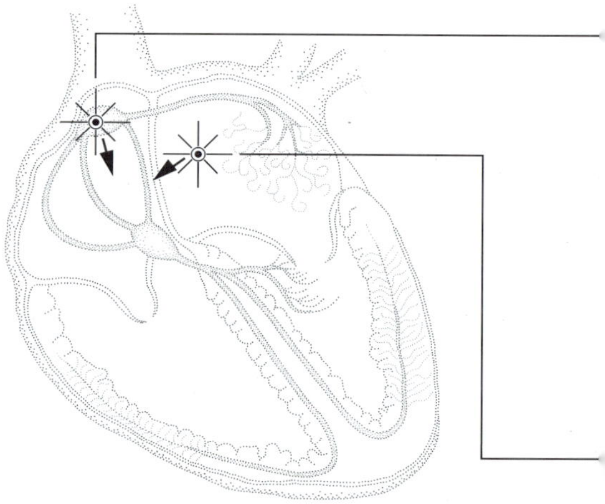

방실접합부 조기수축

3박째와 4박째의 R-R간격이 갑자기 단축되고, 4박째에 조기수축이 보인다. 조기수축의 P파는 음성이므로, 방실접합부에서 나온 것임을 알 수 있다.

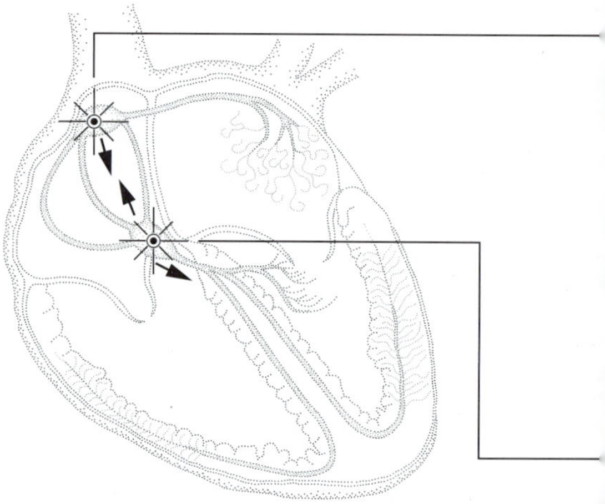

※ 불응기: 심근세포는 일단 흥분하면, 그 후 일정 기간 동안 자극에 반응하지 않는데 이 기간을 불응기라고 한다.

판독 포인트

- R-R간격이 갑자기 단축
- 단축된 심박의 QRS파 형태는 거의 동조율과 같다.
- 심방 조기수축에서는 선행하는 P파를 보이고, PR시간은 기본조율보다도 길다.
- 방실접합부 조기수축의 P파는 II, III, aVF 유도에서는 음성이다.
- 방실접합부 조기수축의 P파는 QRS파의 앞에 나오거나 후에 나오거나 또는 QRS파의 앞에 오거나, 때로는 QRS파의 중간에 묻혀버리기도 한다.
- 이상전도되는 상심실성 조기수축과 심실 조기수축의 감별
- 전도되지 않는 심실 조기수축과 동방 차단, 방실 차단의 감별

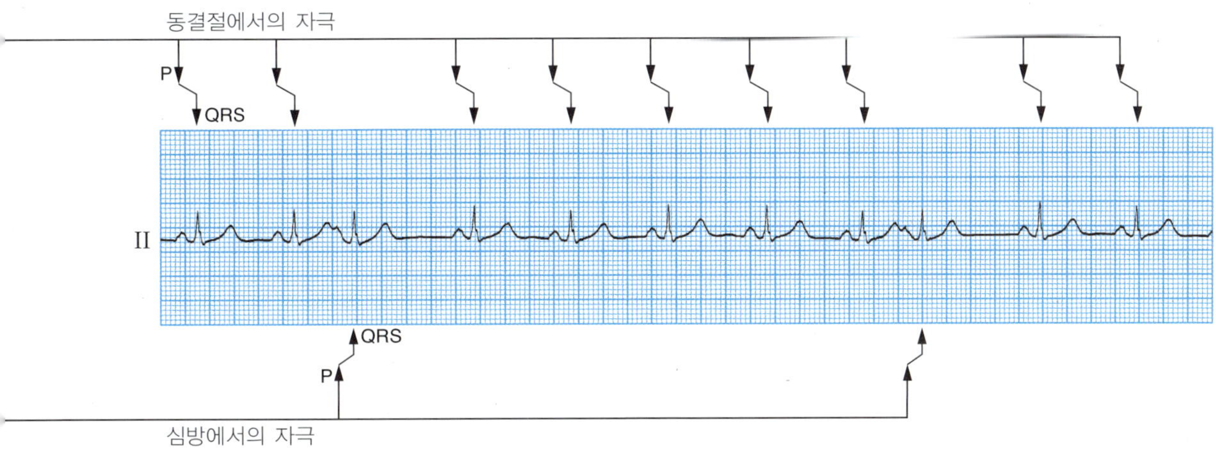

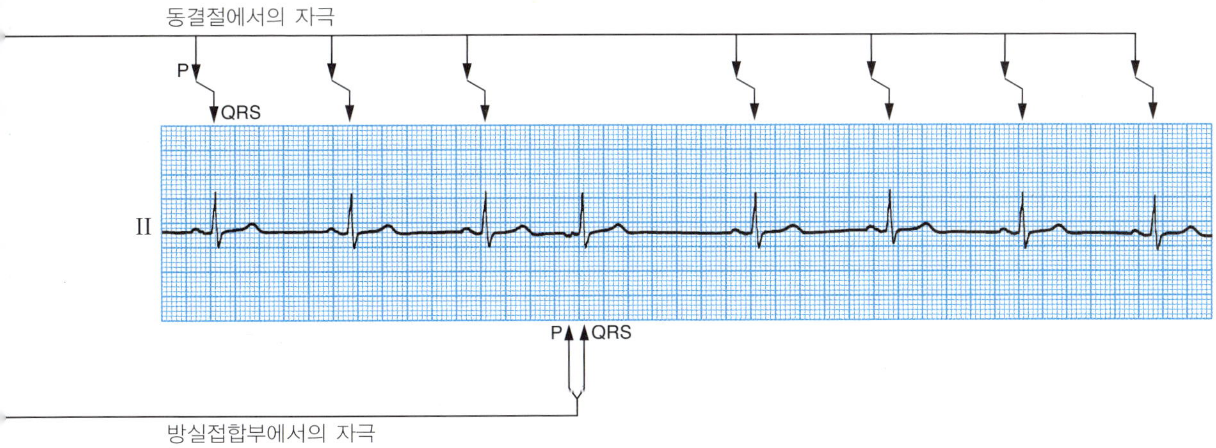

※ 절대불응기와 상대불응기: 불응기에는 어떠한 강한 자극에도 반응하지 않는 절대불응기와 강한 자극에 대해서만 반응하는 상대불응기가 있다.

심방 이단맥

1 · 3 · 5 · 7박째는 동율동이고, 2 · 4 · 6 · 8박째는 심방 조기수축이다. 조기수축의 PR시간은 동율동 때보다 길어, 이것이 동성맥이 아닌 것을 알 수 있다. 이렇게 동율동과 조기수축이 서로 번갈아 출현하는 것을 이단맥(bigeminy)이라 한다.

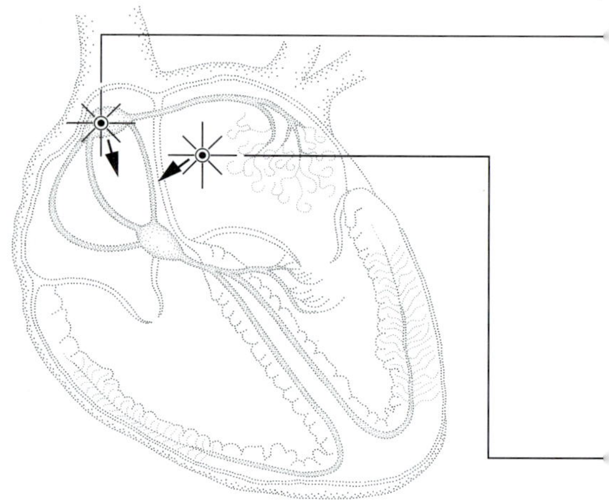

비전도성 상심실성 조기수축

이소성 P파(↑) 후 QRS파가 보이지 않는다. 조기수축이 빨리 출현하였으므로 전 수축기 불응기의 영향을 받아 자극이 심실에 전달되지 않았다. Mobitz II형 방실 차단과 감별이 필요하다. 동율동의 P-P간격은 0.96초인 데 반해 조기수축의 P파(↑)와 그 전의 동성 수축 사이의 P-P간격은 0.60초로 차이가 있다. Mobitz II형 방실 차단은 P-P간격이 일정하므로 감별할 수 있다.

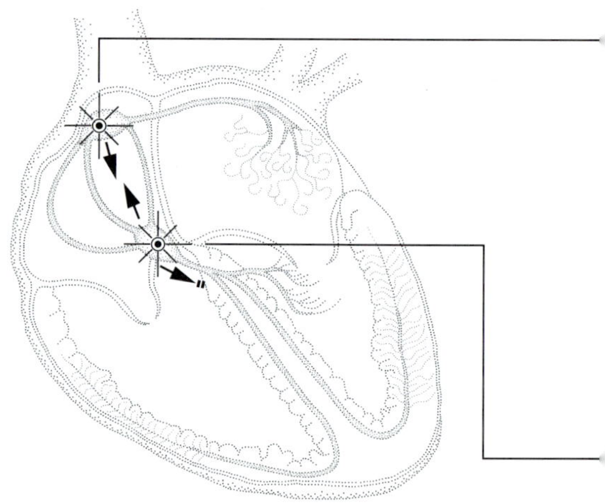

이상전도를 수반하는 상심실성 조기수축

조기수축의 QRS파는 rsR′ 형으로 폭이 넓지만 P파가 관찰되기 때문에 상심실성 조기수축이다. 심실이 상대적 불응기에 있는 시기에 상심실성 조기수축의 흥분이 심실에 도달하였으므로 심실의 흥분 과정에 변화가 생기고 QRS가 변형된다. 이것을 이상전도(aberrant conduction)라고 한다.

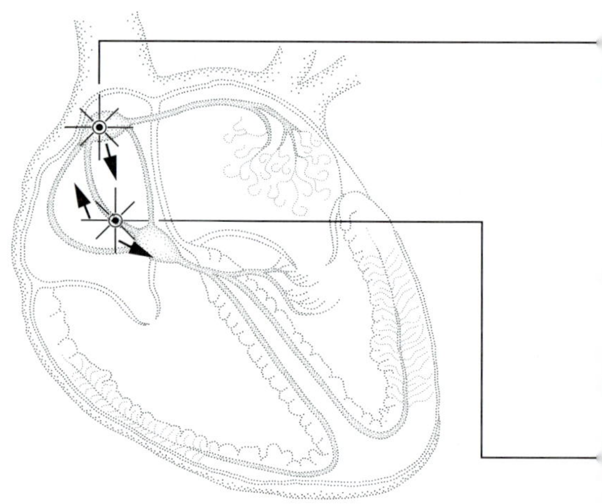

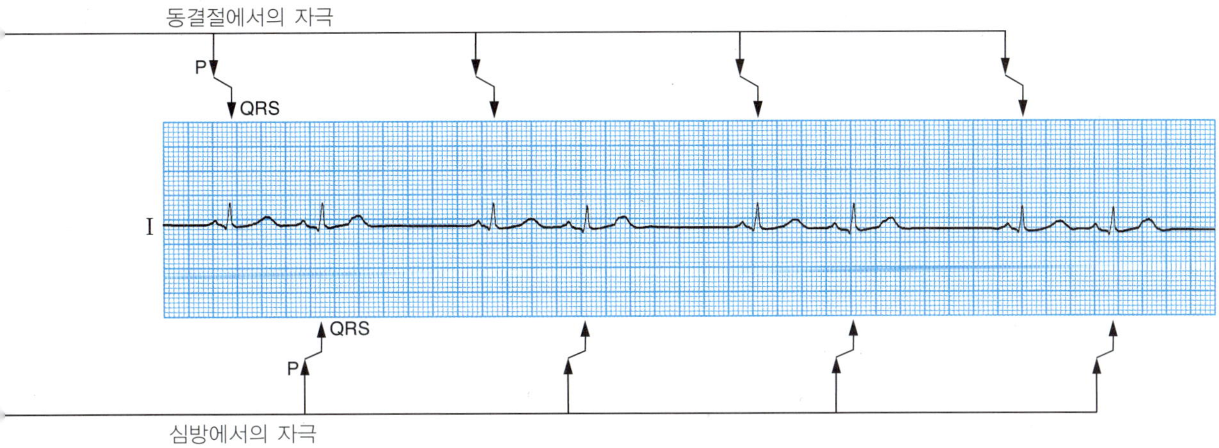
동결절에서의 자극
P
QRS
I
QRS
P
심방에서의 자극

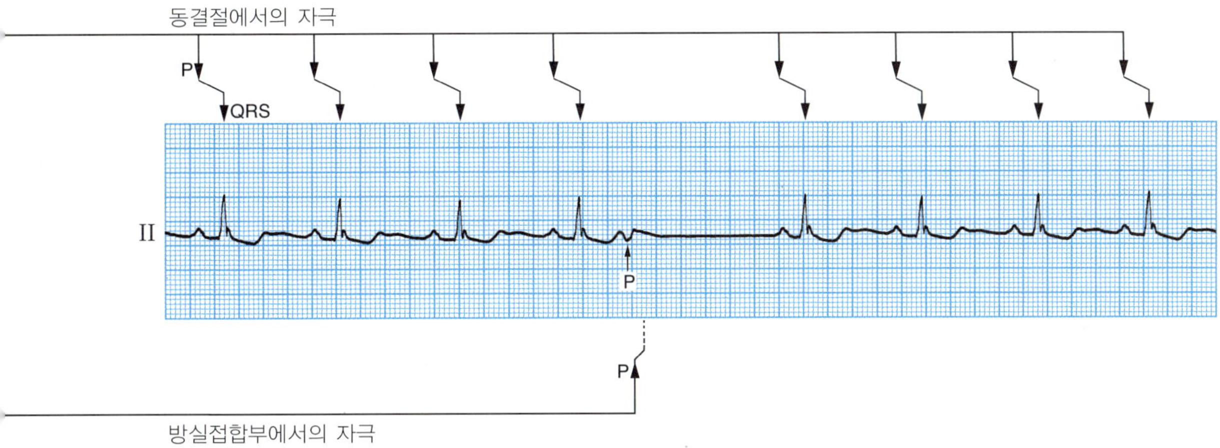
동결절에서의 자극
P
QRS
II
P
P
방실접합부에서의 자극

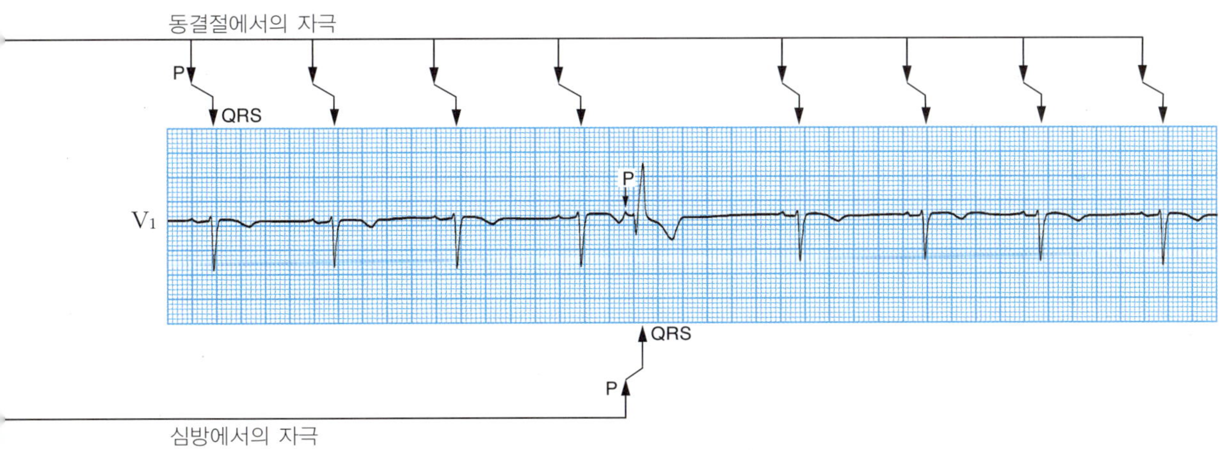
동결절에서의 자극
P
QRS
V1
P
QRS
P
심방에서의 자극

심실 조기수축
ventricular premature contraction

심실 조기수축(ventricular premature contraction)은 심실내 이소성(ectopic) 흥분에 의해 발생한다. 흥분은 발생부위에서 좌우의 심실로 퍼지고 그 흥분 전도 과정은 정상 전도와 다르므로 QRS파는 넓은 폭으로 변형된다. 조기수축이 좌심실에서 발생하면 우심실 흥분이 지연되므로 QRS파는 우각 차단과 유사한 형태가 되고 우심실에서 발생하면 QRS파는 좌각 차단과 유사한 형태가 된다.

판독 포인트

- R–R간격이 급격히 단축
- 조기수축의 QRS파는 폭넓게 변형

감별진단

- 이상전도를 수반하는 상심실성 조기수축

완전대상성 휴지를 갖는 조기수축

4박째와 5박째의 R-R간격은 단축되고 5박째의 QRS파는 폭이 넓어지고 P파는 보이지 않으므로 심실 조기수축이다. 조기수축이 포함된 조율의 간격이 기본 조율 간격의 2배에 해당하면 완전대상성 휴지를 가진다.

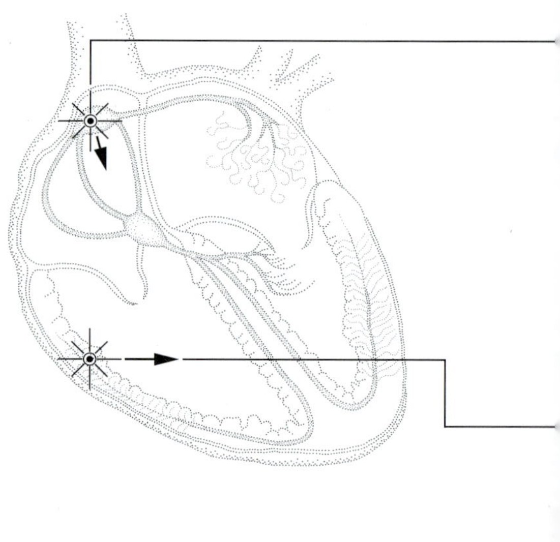

※ 우각 차단은 96쪽 참조. 좌각 차단은 100쪽 참조.

심실 조기수축의 Lown 분류

심실 조기수축은 경증부터, 심실세동 등 치사성 부정맥의 전조가 되는 중증까지 여러 가지 종류가 있다. 심실 조기수축의 중증도 분류로서 Lown 분류가 자주 사용된다. Lown 분류 3~5도는 임상적인 중증도가 높고, 기저질환의 상황에 따라 심실빈맥 또는 심실세동으로 발전할 가능성이 있다.

심실 조기수축의 중증도(Lown 분류)

도	심실 조기수축
0	없음
1	산발성(30/시간 미만)
2	다발성(30/시간 이상)
3	다형성(multiform)
4(a)	2연발(couplet)
4(b)	3연발 이상(triplet)
5	R on T형

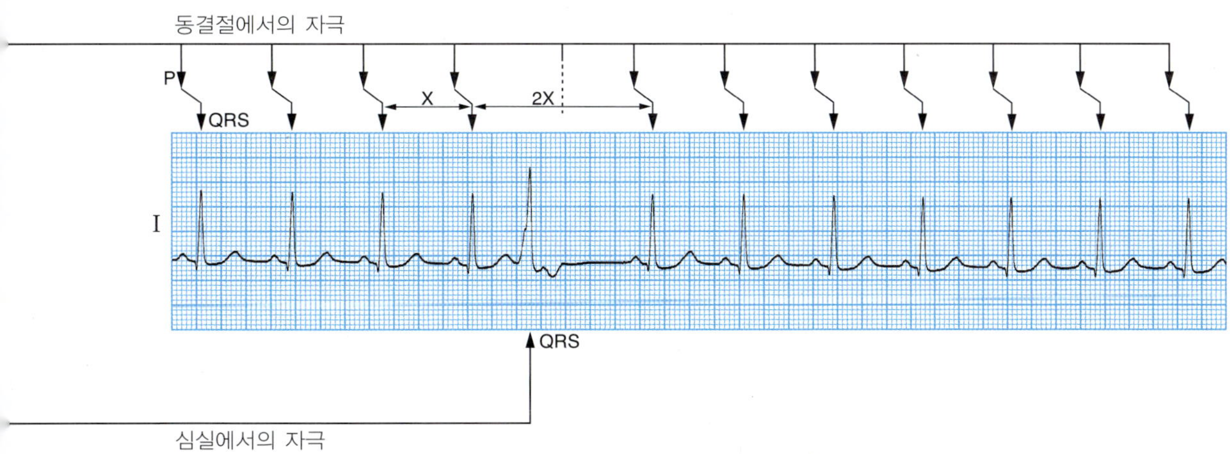

간입성 조기수축

5박째의 QRS파는 기본조율의 리듬보다 조기에 출현하고, QRS파가 변형되어 있는 것, T파가 QRS파와 역방향인 것, 선행하는 P파가 없는 것을 보면 심실 조기수축이다. 조기수축을 포함한 전후 2개의 기본조율 간격이 기본조율 간격과 동일하므로 간입성이다.

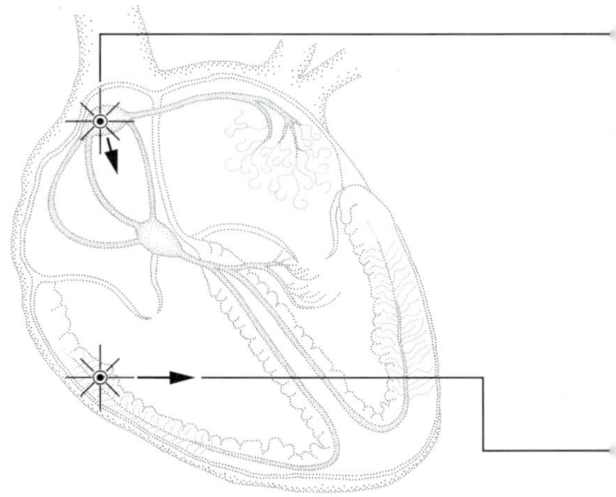

부수축성 리듬

2박째, 7박째, 9박째에 심실 조기수축을 보인다. 각 조기수축의 연결시간은 0.72, 0.46, 0.80초로 변화하고 있다. 조기수축간의 R-R간격이 2.2초라는 최대공약수로 나누어 떨어진다. 따라서 이 조기수축은 기본조율과는 전혀 관계없이 독자적인 일정 주기를 가지고 출현하고 있어 부수축성 리듬이다. 조기수축 1과 조기수축 3의 중간, 2의 위치에 조기수축이 나오지 않는 것은 동율동에 의한 불응기 때문이다.

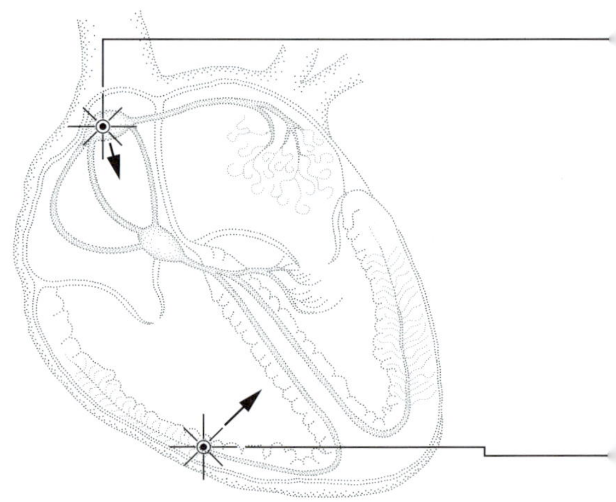

심실성 이단맥

조기수축은 때때로 규칙성을 가지고 나타나는 경우가 있다. P파와 폭이 좁은 QRS파는 동자극에 의해 발생한 정상 동율동이다. 폭넓은 QRS 파형은 심실 조기수축이다. 이 심실 조기수축은 각각의 선행하는 동율동과 일정한 간격을 유지하고, 고정 연결성을 나타내고 있다. 이렇게 동수축과 조기수축이 서로 번갈아 발생하는 것을 이단맥(bigeminy)이라 부른다.

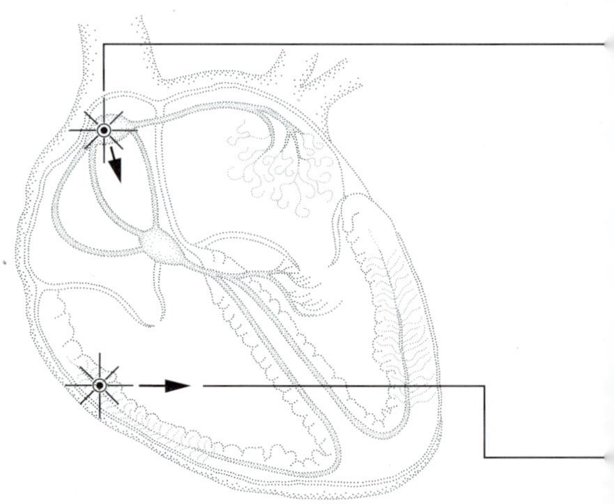

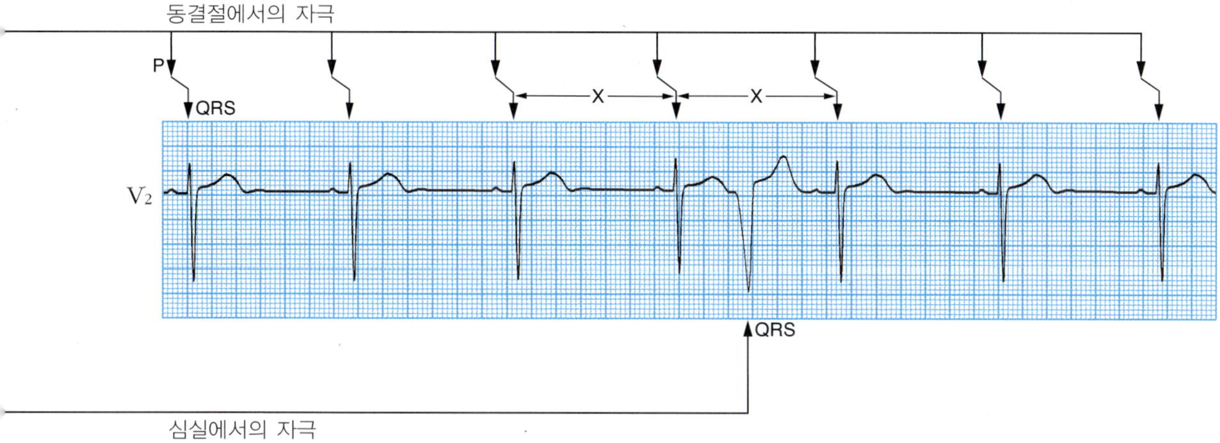
동결절에서의 자극
P
QRS
X
X
V2
QRS
심실에서의 자극

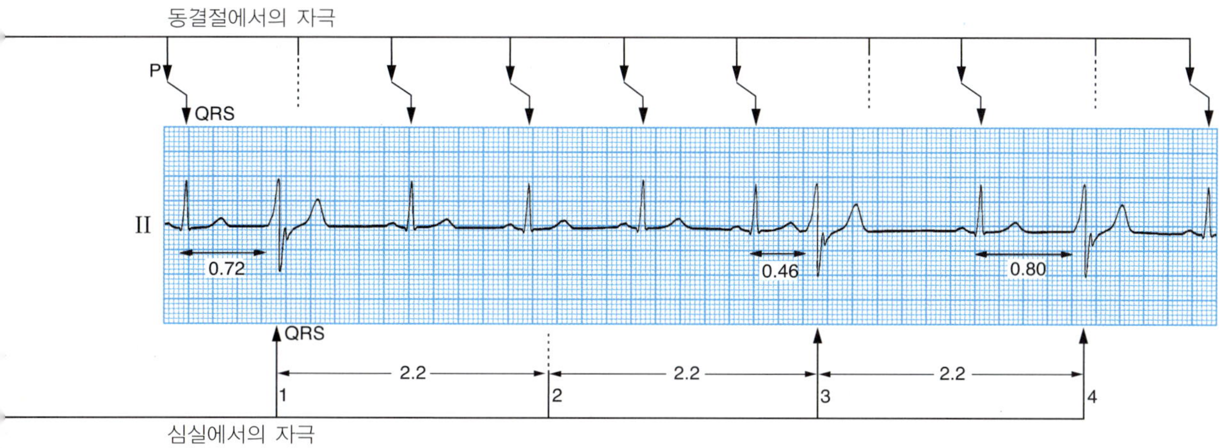
동결절에서의 자극
P
QRS
II
0.72
0.46
0.80
QRS
2.2
2.2
2.2
1
2
3
4
심실에서의 자극

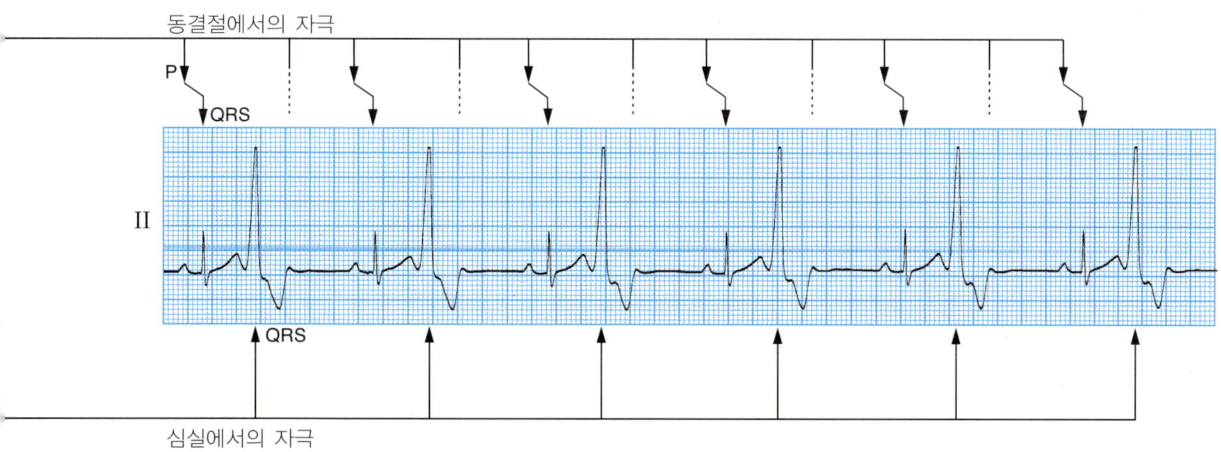
동결절에서의 자극
P
QRS
II
QRS
심실에서의 자극

심실성 삼단맥

2개의 동수축 후 기본조율과 형태가 다른 1박의 심실 조기수축이 출현하고 있다. 이렇게 2개 간격으로 조기수축이 출현하는 현상을 삼단맥(trigeminy)이라 부른다.

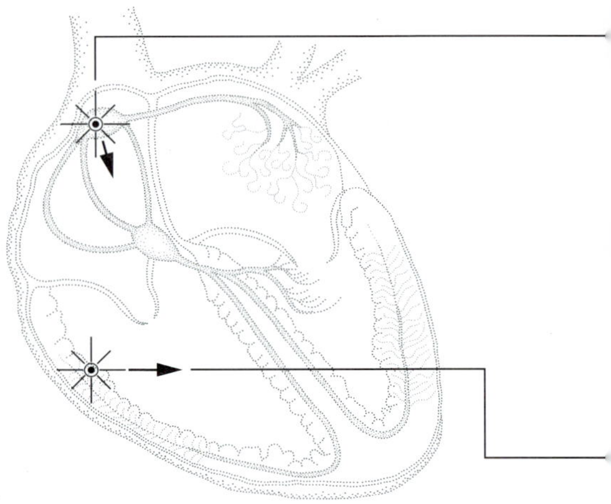

2연속 심실 조기수축

심실 조기수축은 QRS파의 폭이 넓게 변형되고 선행하는 P파를 수반하지 않는다. 6박째와 7박째는 심실 조기수축이 연속으로 발생하고 있어, 2연속 심실 조기수축이라 한다.

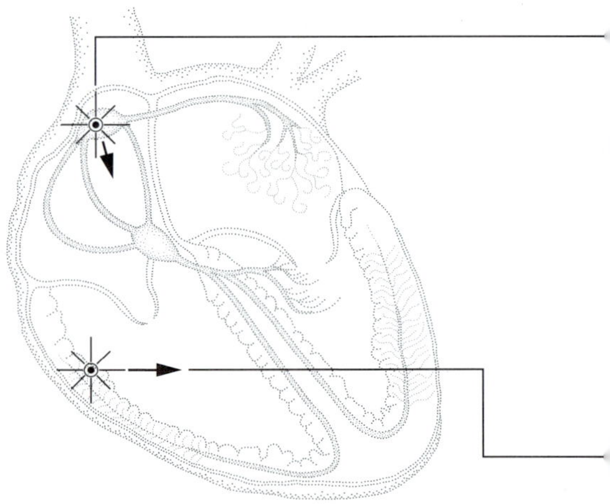

3연속 심실 조기수축

2 · 3 · 4박째는 심실 조기수축이고, 3개 연속하여 출현하고 있다. 이것을 3연속 심실 조기수축이다. 7 · 8 · 9박째와 12 · 13 · 14 박째도 같이 심실 조기수축이고 3연속 심실 조기수축이 3회 출현하고 있다.

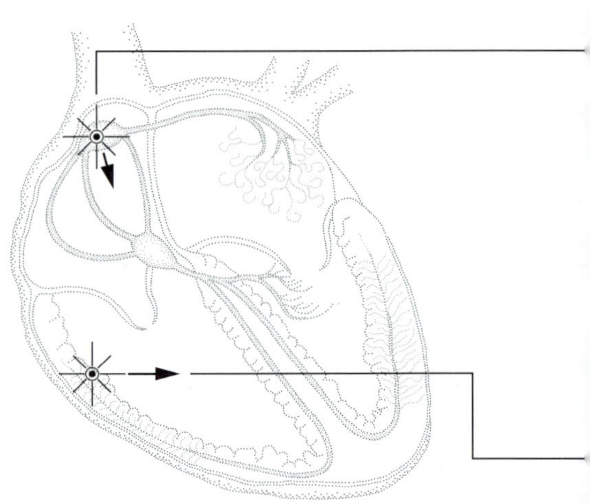

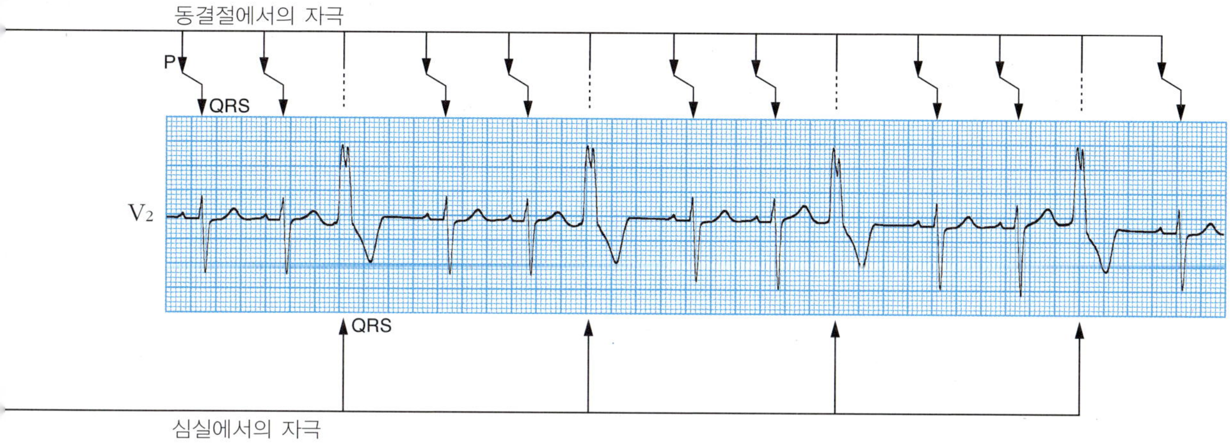
동결절에서의 자극
P
QRS
V2
QRS
심실에서의 자극

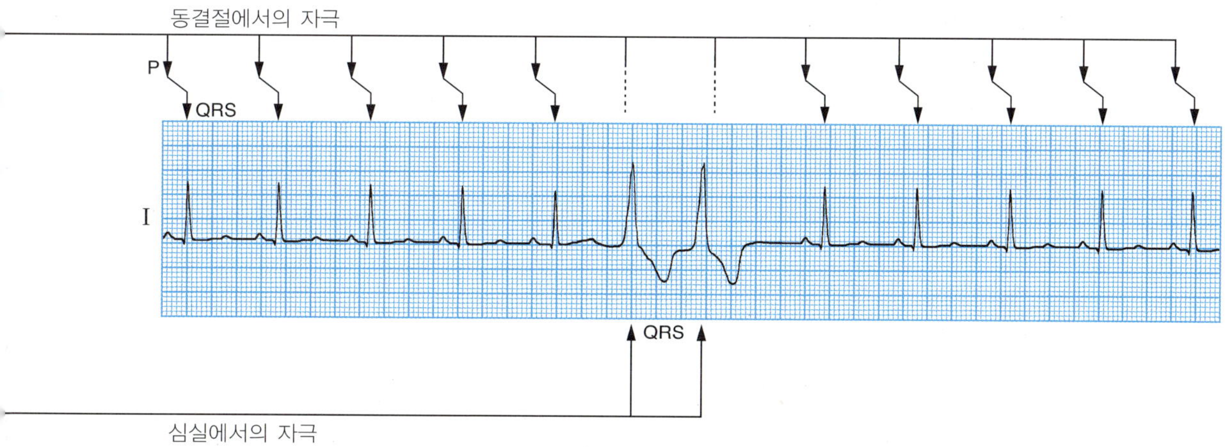
동결절에서의 자극
P
QRS
I
QRS
심실에서의 자극

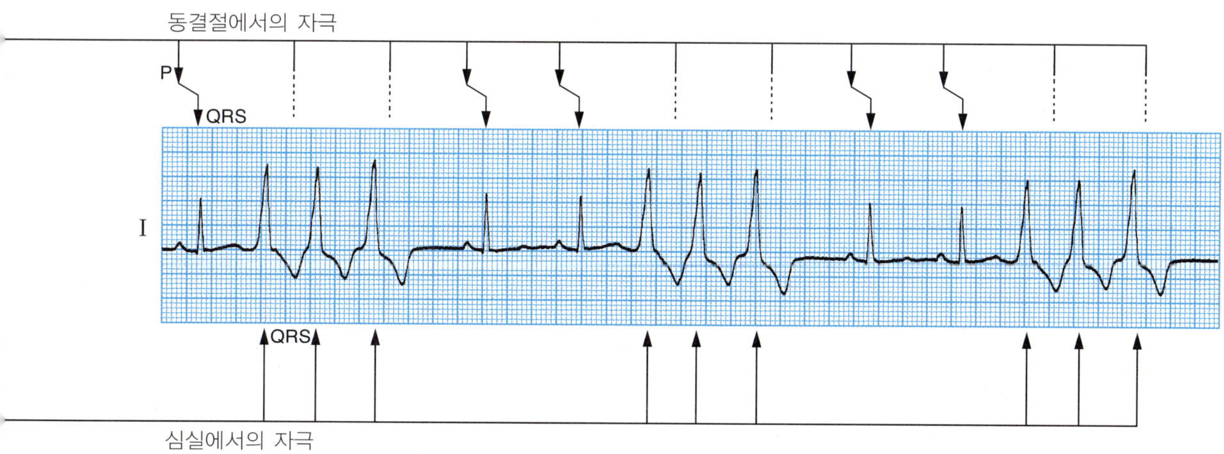
동결절에서의 자극
P
QRS
I
QRS
심실에서의 자극

다형성 심실 조기수축

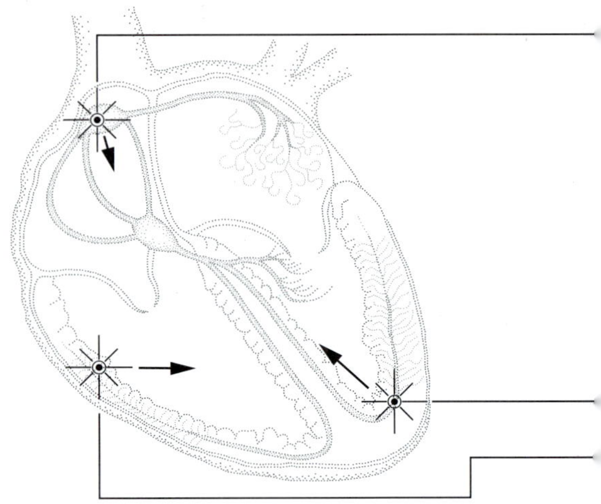

3박째와 7박째에 각각 폭이 넓은 변형된 QRS파가 조기에 보이고, 선행하는 P파가 보이지 않는다. 이들 조기수축은 각각 심실 조기수축이지만 조기수축의 QRS파 형태는 다르고 각각 다른 장소에서 발생하고 있다.

R on T형 심실 조기수축

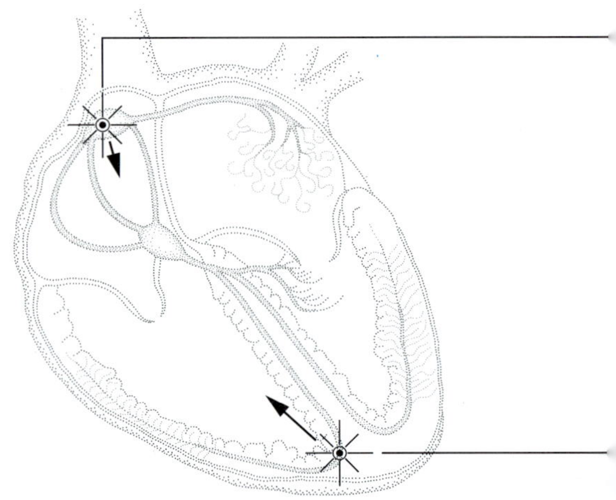

동율동의 2박째와 4박째 및 6박째 T파 정점 부근에 QS형 심실 조기수축이 보인다. 이것을 R on T형 조기수축이라 한다. 기본조율에 의한 선행 심박의 T파가 완전하게 끝나지 않는 동안에 심실 조기수축이 발생하는 것을, T파의 위에 발생한 조기수축이란 의미로 R on T형 심실 조기수축이라 한다.

R on T 후 심실빈맥 발생

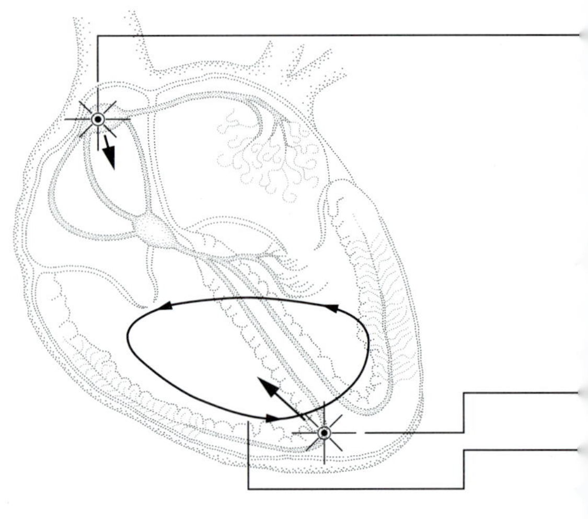

2박째의 T파의 정점 부근에 R on T형 심실 조기수축이 출현하고 계속 이어져 심실빈맥이 유발되고 있다.

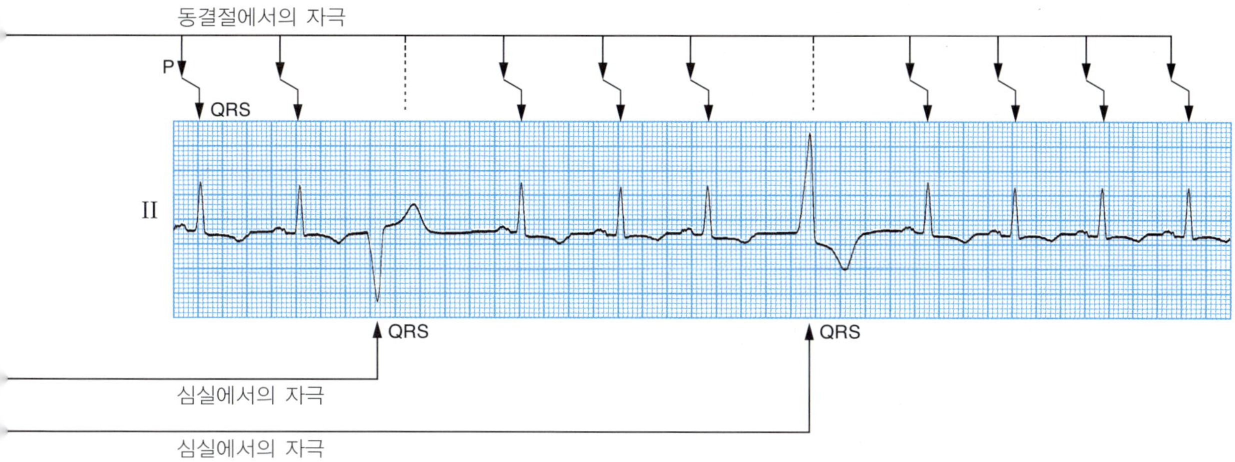

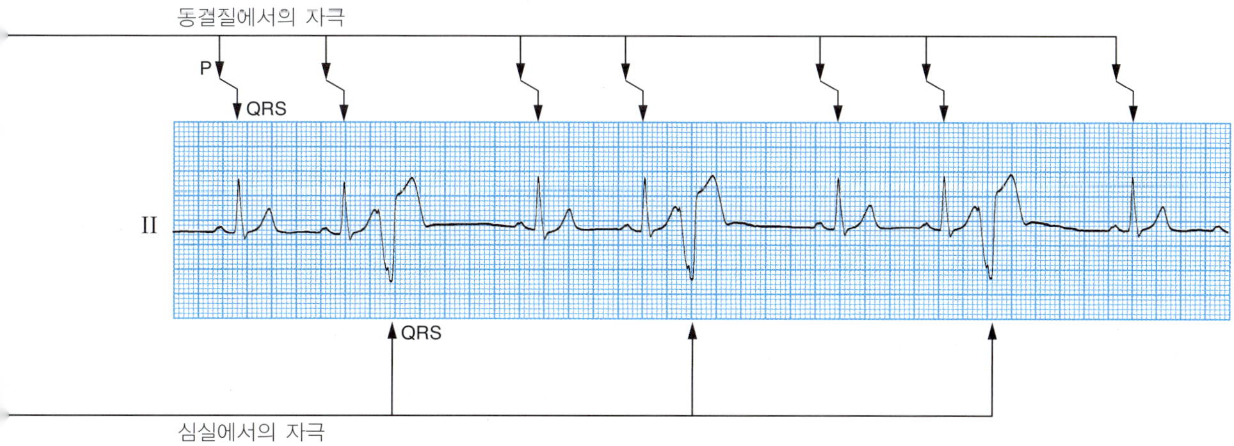

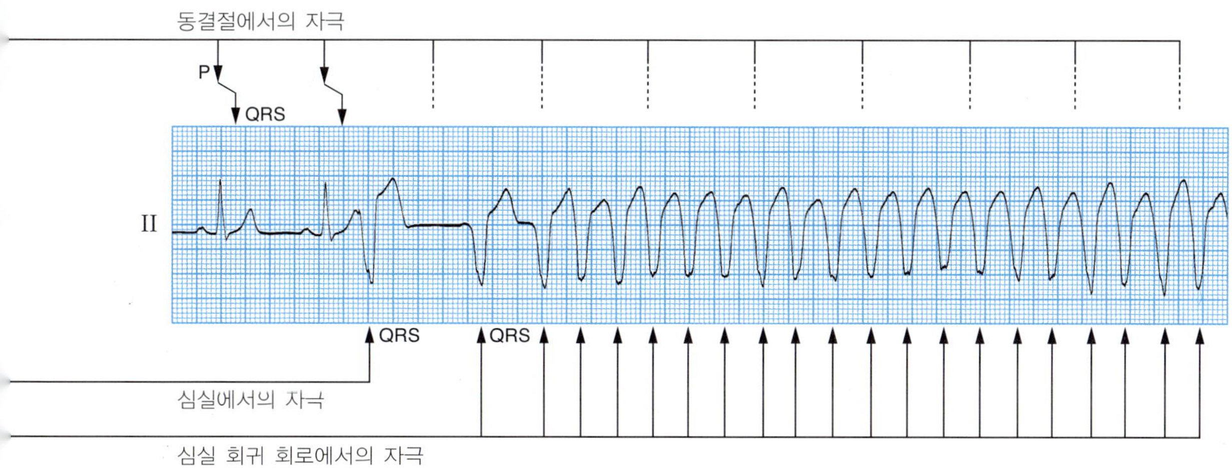

※ 회귀(reentry): 발생한 자극이 별도의 장소로 전달되고, 거기에서 다시 원래 장소로 돌아가는 현상을 말한다.

3. 융합박동(Fusion Beat)

융합박동
fusion beat

융합박동(fusion beat)이란 방실결절을 거친 기본조율과, 별도의 자극이 거의 동시에 심실을 흥분시키는 것을 말한다. 융합박동은 각각의 QRS파가 융합한 것 같은 중간 파형을 나타낸다. 기본조율과는 별도의 융합박동을 발생시키는 자극에는 심실 조기수축, 인공 심박동기가 있다. 또한 WPW증후군도 일종의 융합박동이라 할 수 있다.

판독 포인트

· 각각의 QRS파가 융합된 형태의 파형을 나타낸다.

융합박동

7박째 심실 조기수축을 보인다. 3박째 QRS파는 폭넓고, P파를 동반한다. 3박째 QRS파는 7박째 심실 조기수축과 기본조율이 융합된 형태를 나타내고 있다.

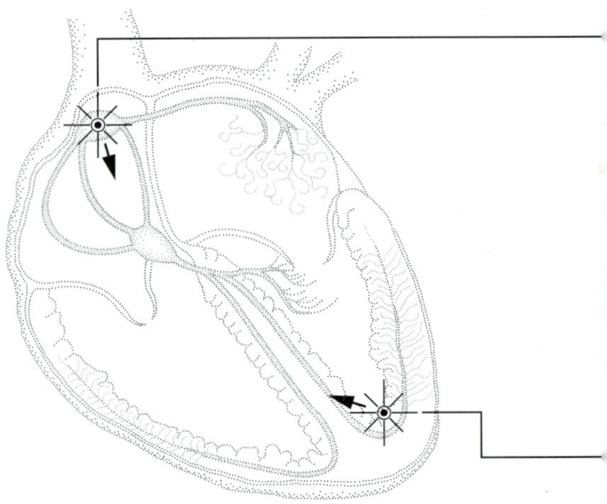

감별진단

- 조기수축
- 불완전 가 차단

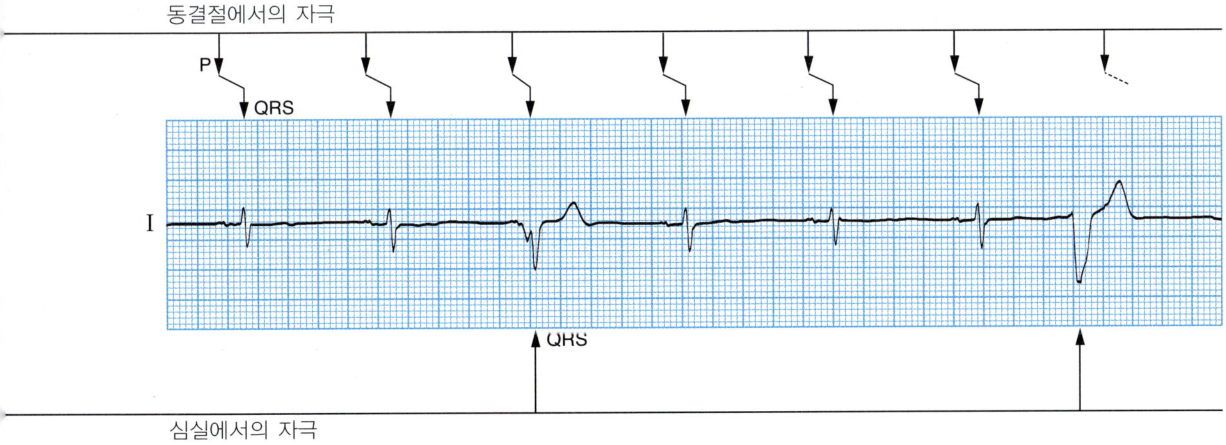

4. 심방세동 및 조동(Atrial Fibrillation & Flutter)

심방세동
atrial fibrillation

심방세동(atrial fibrillation)은 심방 흥분이 질서를 잃은 상태이다. 혈역학적으로는 펌프로서의 기능을 못하는 심방이 된다.

판독 포인트

· P파가 소실되고 기선 상에 작은 흔들림을 보이며, f파가 출현(II, V_1 유도에서 분명하게 드러난다). f파의 출현 빈도는 350~600/분
· R-R간격이 불규칙하다.
· QRS파의 형태는 심실내 전도장애를 수반하지 않는 한 정상이다.

감별진단

· 근전도의 혼입
· 심방조동
· 빈맥성 심방세동에서는 상심실성 빈맥과 감별 필요

심방세동

P파는 불분명하고 기선상에 작은 흔들림을 보이며, f파가 보인다. R-R간격은 불규칙하다.

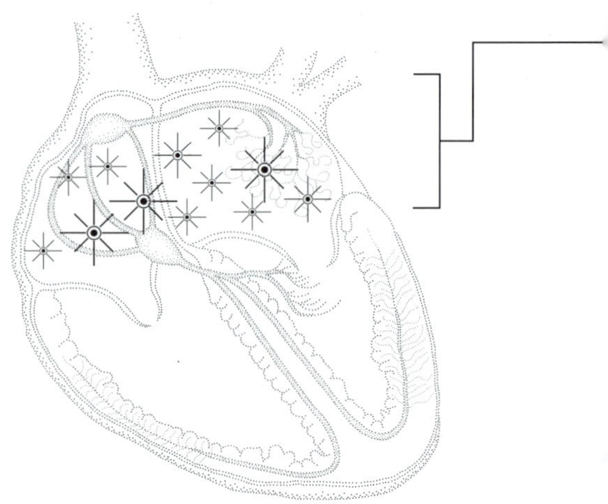

※ f파 : 세동파라고도 불리며 불규칙한 기선의 흔들림으로서 보인다.

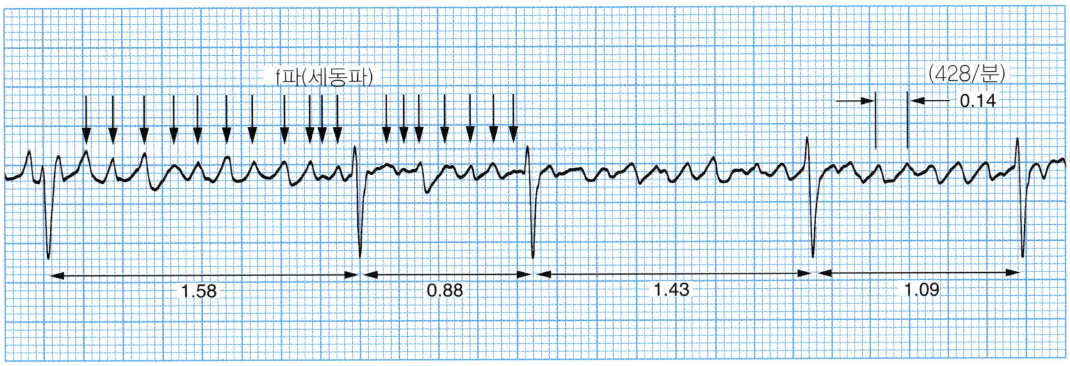

심방세동 판독 포인트

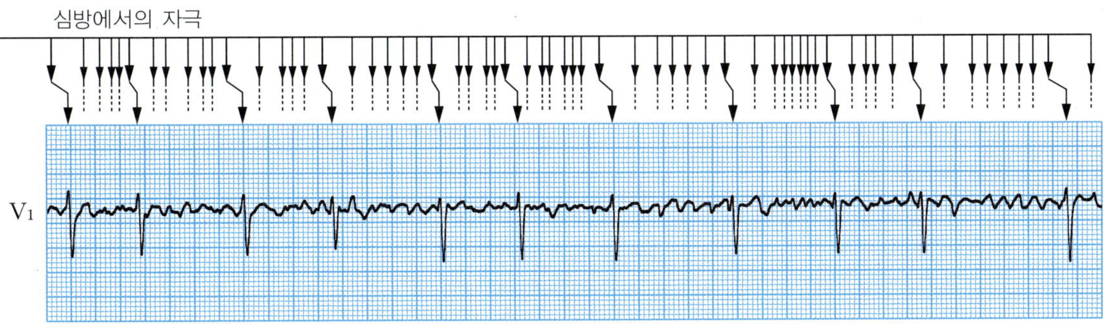

빈맥성 심방세동

P파가 소실되고, 기선이 미세하게 흔들리며 f파가 보인다. R-R간격은 불규칙하다. 심박수 129/분의 빈맥성 심방세동이다. 빈맥성 심방세동에서는 R-R간격이 짧아져 다른 빈맥과 감별이 어려워지는 경우가 있다.

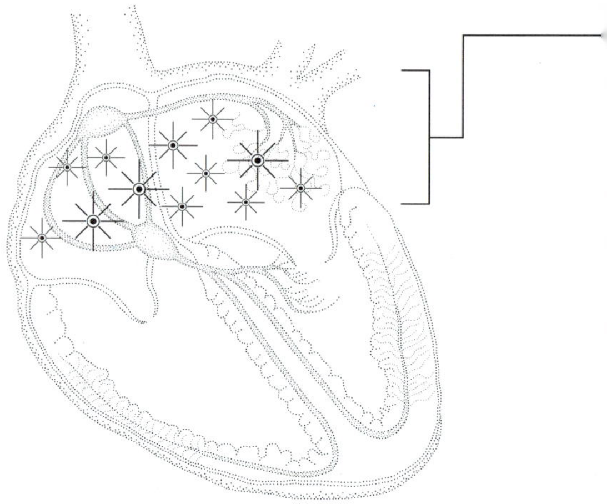

이탈박동을 동반한 심방세동

1박째와 2박째, 4박째와 5박째의 R-R간격은 1.46초로 가장 길다. 이것은 방실접합부에 오랫동안 자극이 전달되지 않아 이탈박동이 발생한 것으로 생각된다.

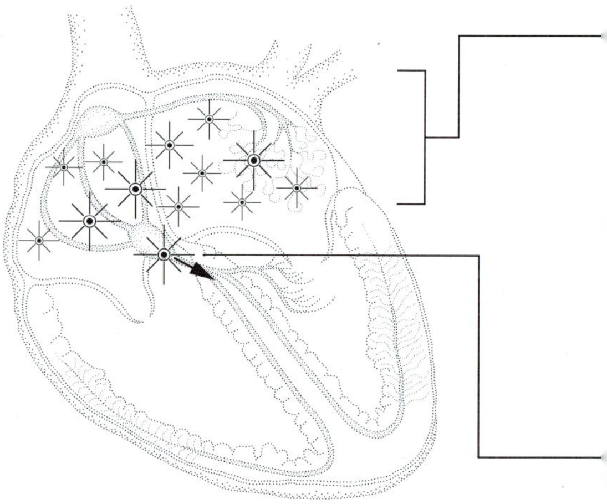

완전 방실 차단을 동반한 심방세동

P파는 결여되고, 대신에 f파를 보인다. 심방세동에서는 R-R간격이 일정하지 않지만, 이 증례에서는 R-R간격이 일정하다. 이것은 완전 방실 차단에 의해 심방의 흥분이 심실에 전도되지 않으므로 방실접합부에서 이탈율동(escape rhythm)이 출현하였기 때문이다.

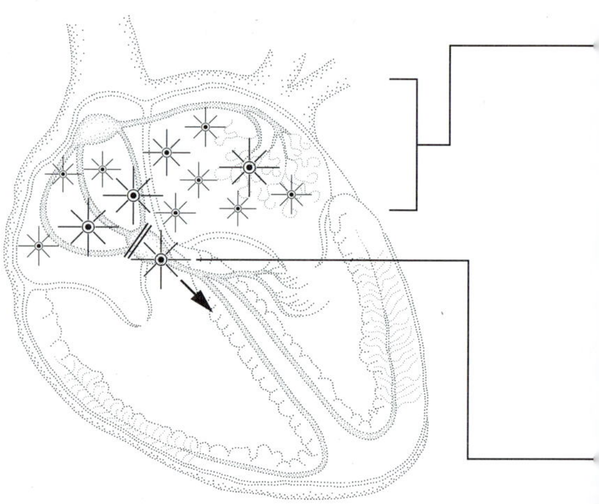

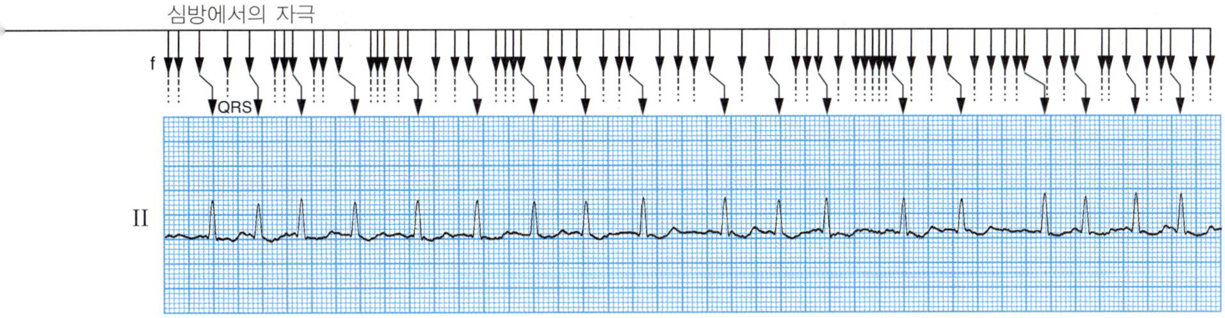
심방에서의 자극
f
QRS
II

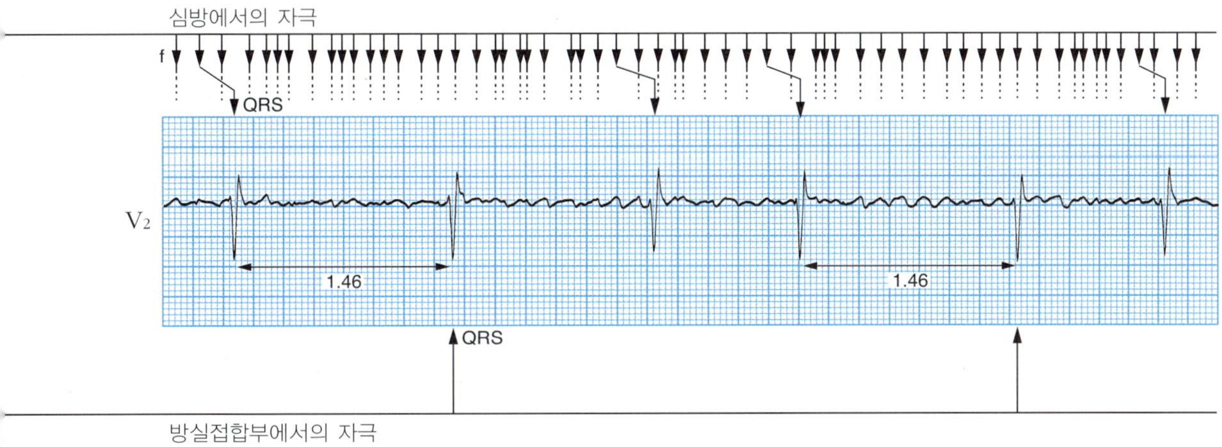
심방에서의 자극
f
QRS
V2
1.46
1.46
QRS
방실접합부에서의 자극

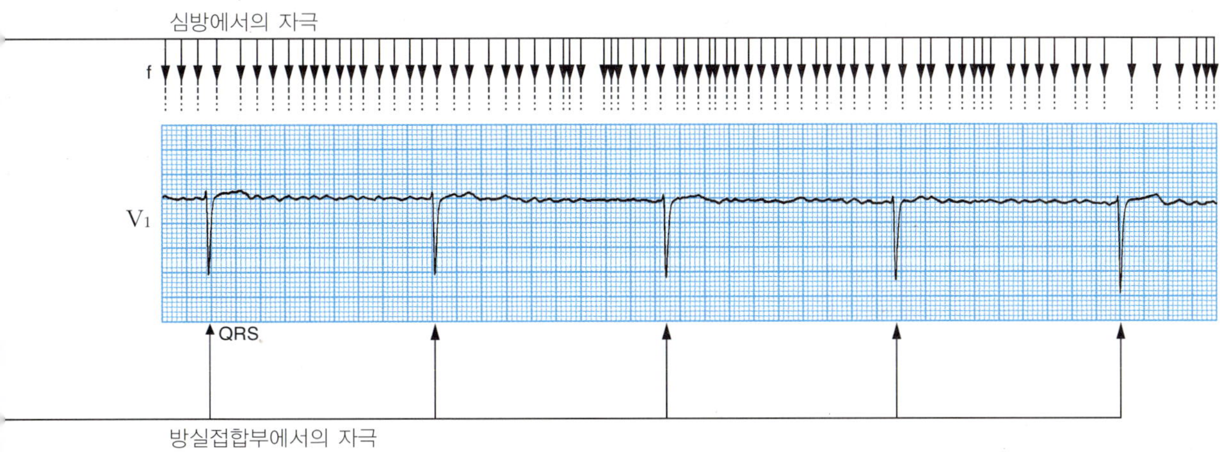
심방에서의 자극
f
V1
QRS
방실접합부에서의 자극

심방조동
atrial flutter

심방조동(atrial flutter)은 우심방에 형성된 큰회귀성 회로(macroreentry)에 의해 발생한다.

판독 포인트

· P파가 소실되고, 기선상에 F파가 출현
F파의 출현 빈도는 250~350/분
· R-R간격은 비교적 규칙적이고, 2대 1이나 3대 1 방실전도가 나타나기도 한다.
· QRS파는 심방내 전도장애를 수반하지 않는 한 정상 형태이다.

감별진단

· 심방세동
· 발작성 상심실성 빈맥
· 동빈맥

심방조동(2대 1 전도)

F-F간격은 0.22초로 2대 1 전도의 심방조동이다. R-R간에 톱니 모양(sawtooth) F파는 1개 밖에 보이지 않지만, 각각의 QRS파에 F파가 겹쳐져 있다고 생각된다.

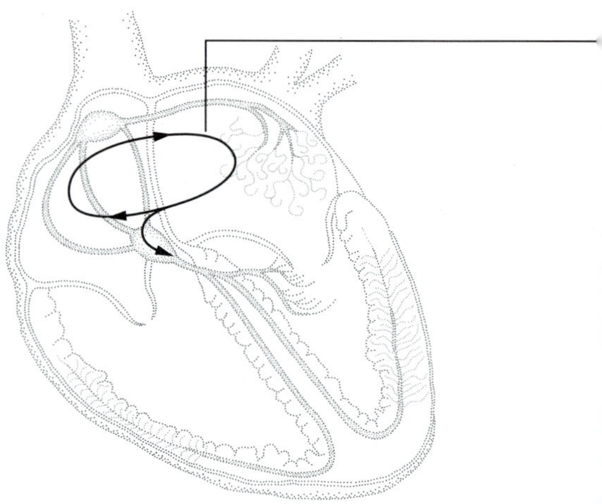

※ F파: 조동파라고도 불리고, 규칙적인 톱니 모양을 나타낸다.

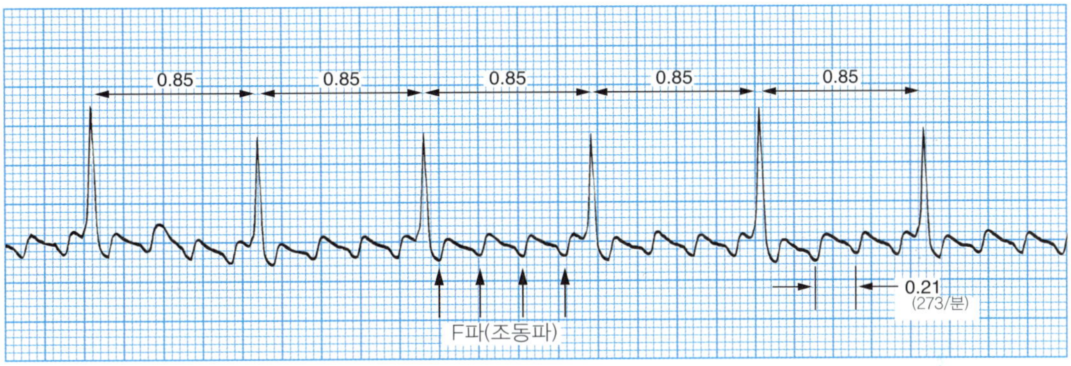

심방조동 판독 포인트

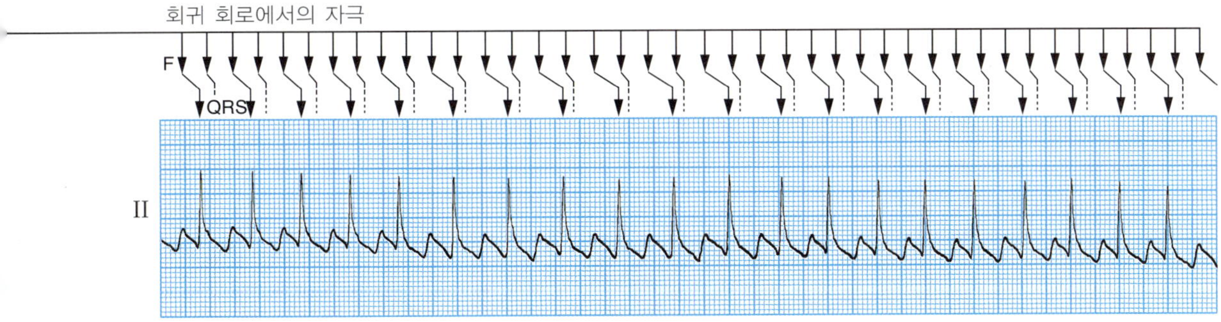

※ F-F간격: F파의 시작에서 다음 F파의 시작까지의 시간.

심방조동(3대 1 전도)

F-F간격은 약 0.21초로 3대 1 전도의 심방조동이다. 심방조동의 F파는 통상 2대 1 전도 등 짝수비의 비율로 전도되는 경우가 흔하고, 3대 1 전도와 같은 홀수 비율로 전도는 드물다.

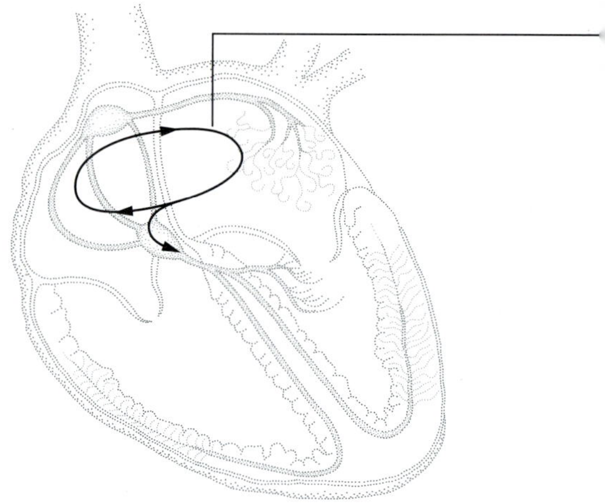

심방조동(6대 1 전도)

F-F간격은 약 0.16초로 6대 1 전도의 심방조동이다.

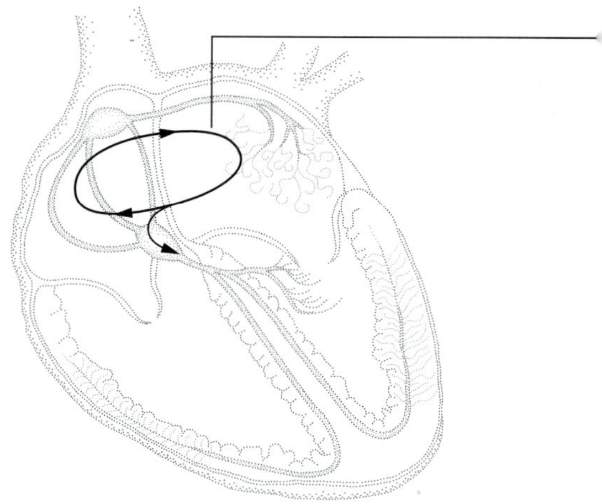

동율동에서 심방조동

1~4박째까지는 QRS파에 선행하는 P파가 보이고, 정상적인 동율동이지만, 그 후, 2대 1, 3대 1, 4대 1의 심방조동으로 변화되고 있다. V_1 유도 등에서는 폭이 좁은 F파의 출현이 드물지 않다.

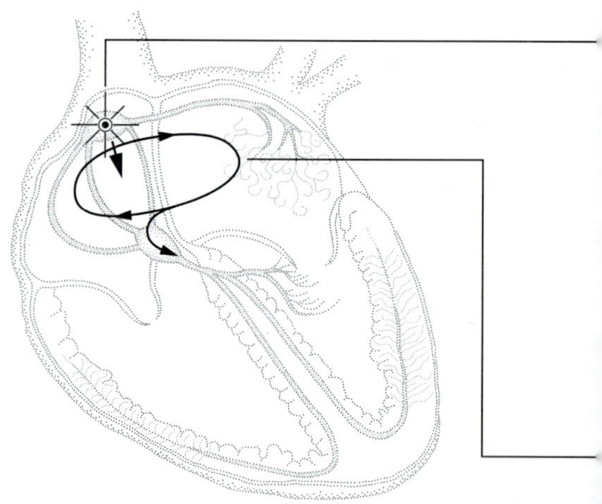

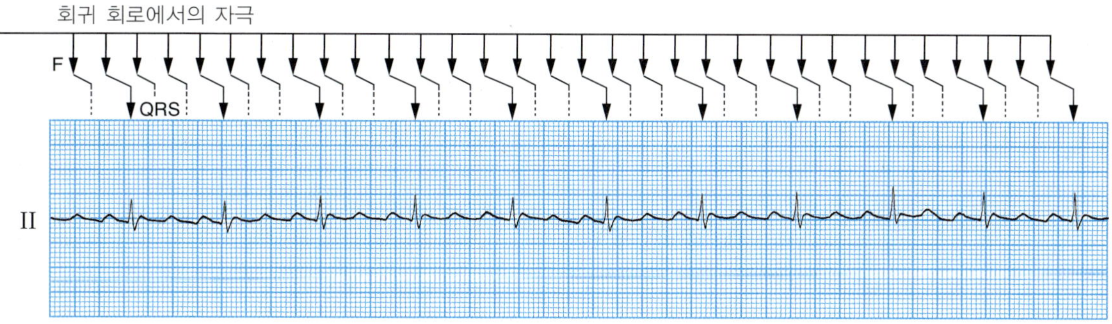
회귀 회로에서의 자극
F
QRS
II

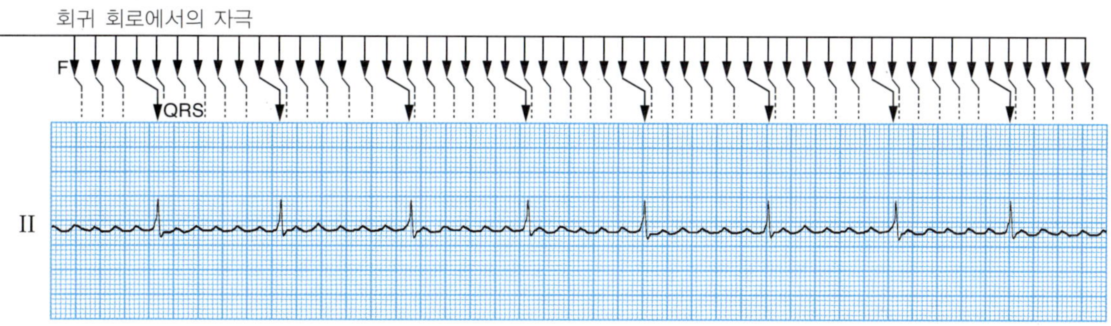
회귀 회로에서의 자극
F
QRS
II

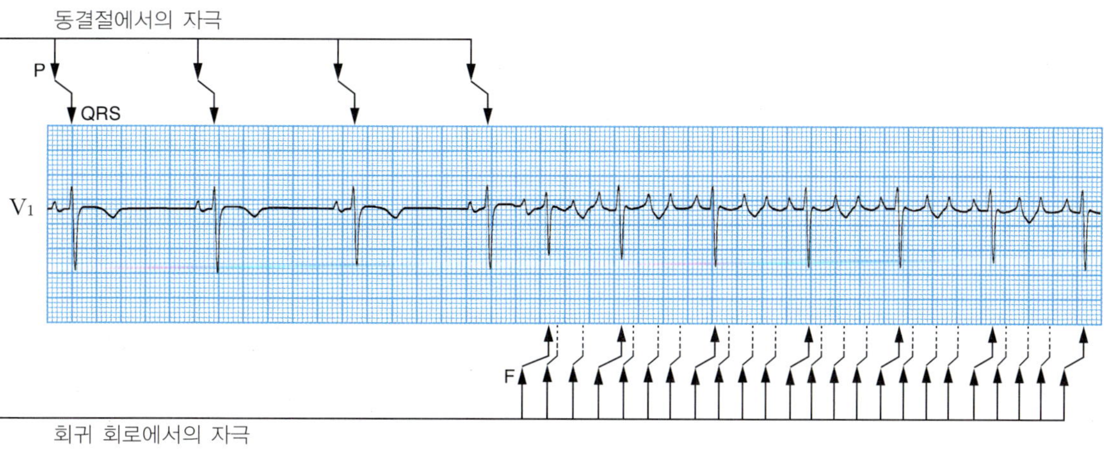
동결절에서의 자극
P
QRS
V1
F
회귀 회로에서의 자극

5. 발작성 빈맥(Paroxysmal Tachycardia)

발작성 상심실성 빈맥
paroxysmal supraventricular tachycardia

발작성 상심실성 빈맥(paroxysmal supraventricular tachycardia)은 회귀성 회로 또는 이소성의 자동능 항진에 의해 발생한다.

판독 포인트

- 심박수는 160~250/분(140/분인 경우도 드물게 있다)
- P파는 QRS파의 직후부터 ST분절 사이에서 주로 관찰되나 QRS파 직후에 보이거나, QRS파와 겹치기도 한다.
- R-R간격은 일정
- QRS파 형태는 동율동과 동일하거나 비슷하다.
- 심실내 이상전도를 수반하는 경우 QRS는 폭넓게 변형될 수 있다.

발작성 상심실성 빈맥

심박수 176/분의 발작성 상심실성 빈맥이다. P파는 T파의 바닥에 보인다.

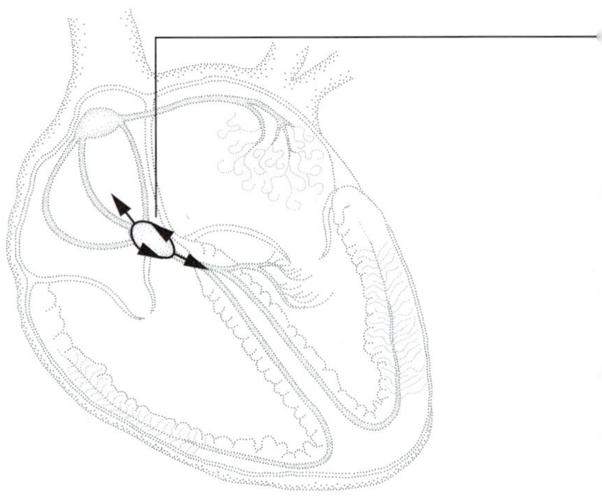

※ 회귀(reentry): 심장내 일정부위에서 발생한 자극이 별도의 장소에 전달되고, 거기에서 다시 원래의 장소로 돌아가는 현상을 말한다. 회귀 현상이 나타나기 위해서는 회귀 회로의 존재, 편측 차단 및 전도 지연과 불응기 단축이라는 배경이 필요하다.

감별진단

· 동빈맥
· 2대 1 심방조동
· 심실빈맥
· 심실내 이상전도를 동반하는 상심실성 빈맥의 경우 각차단을 동반하는 동빈맥과 감별해야 함.

상심실성 빈맥의 분류

회귀성 빈맥
· 방실 회귀성 빈맥(부전도로와 방실결절 사이에서 흥분이 선회한다)
· 방실결절 회귀성 빈맥{방실결절의 이중전도로〔느린전도로(SP), 빠른전도로(FP)〕를 이용한 회귀에 의해 생싱된 빈맥을 의미한나}
· 동결절 회귀성 빈맥(동결절에서 회전)
· 심방 회귀성 빈맥(심방 내에서 회전)
이소성 빈맥
· 심방빈맥
· 빙실집힙부 빈맥
(이것들의 감별은 쉬운 것은 아니다. 회귀에 의한 발작성 상심실성 빈맥의 대부분은 방실회귀성 빈맥과 방실결절 회귀성 빈맥이다)

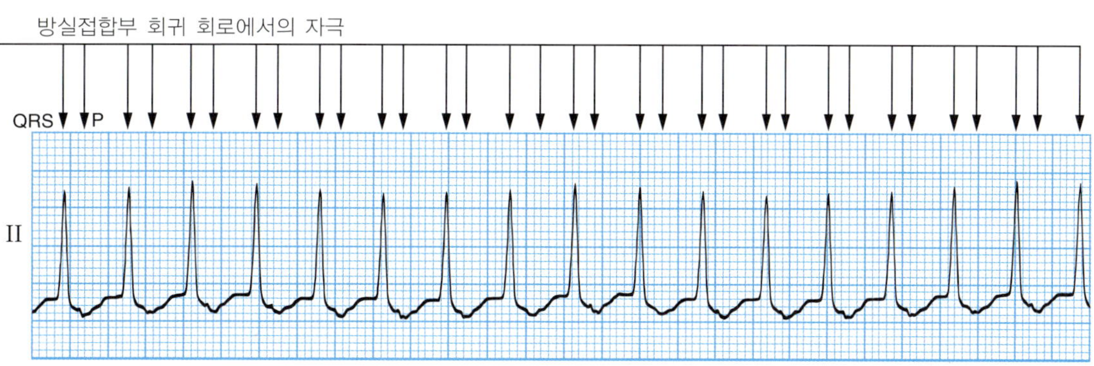

※ 부전도로(accessory pathway): 정상 방실전도로(방실결절, His속) 외에 전도로가 존재할 때, 이 전도로를 부전도로라 한다. 부전도로에는 Kent속, James속 등이 있다.

심실빈맥
ventricular tachycardia

심실에 형성된 회귀회로나 자동능 항진에 의해 발생하는 빈맥이다. 혈역학적(hemodynamic) 상태의 악화를 가져오기 쉽다. 심실세동으로 이행하는 위험성도 있기 때문에 가능한 빨리 빈맥을 정지시킬 필요가 있다.

판독 포인트

· QRS파에 대응한 P파는 보이지 않는다.
· 심박수는 100~250/분

심실빈맥

심박수 200/분의 심실빈맥이다. R-R간격은 거의 규칙적으로 QRS파, T파에 변동을 보인다. P파는 그 존재를 명확하게 확인하는 것이 불가능하다.

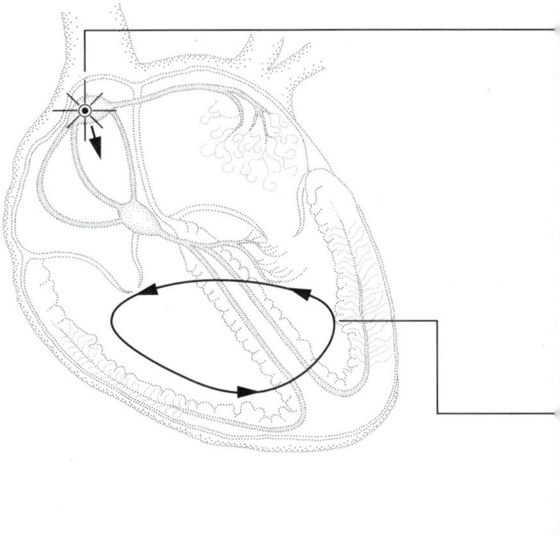

※ 회귀 회로에는 방실결절내 등 비교적 좁은 부위에 국한되는 것, 심실내 등 큰 회로에 의한 것 등이 있다.

감별진단

· 심실내 이상전도를 수반하는 상심실성 빈맥
· 각차단을 합병한 상심실성 빈맥
· WPW 증후군을 합병한 상심실성 빈맥, 심방세동

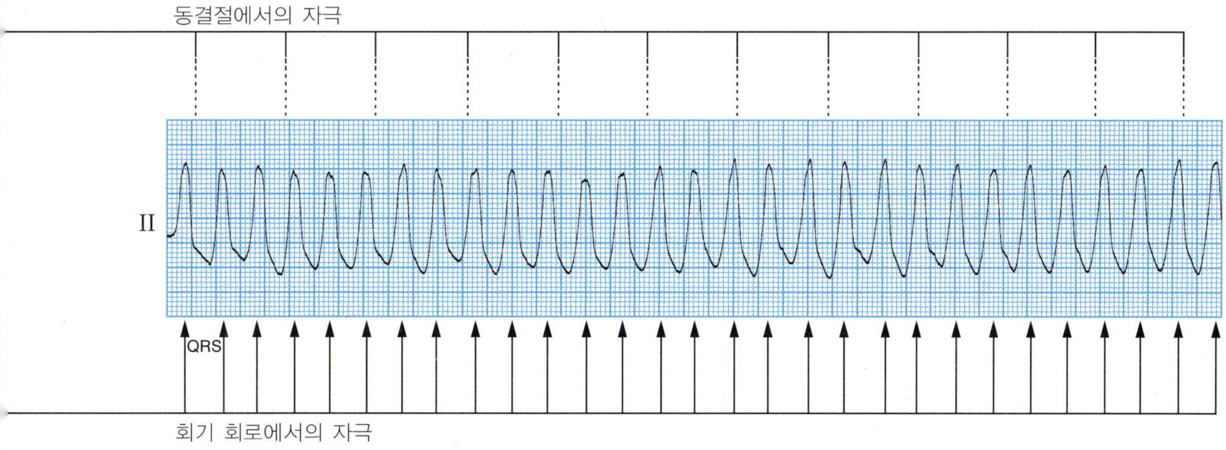

6. 심실리듬(Ventricular Rhythm)

심실고유리듬
idioventricular rhythm

심실고유리듬(idioventricular rhythm)이란 심실에서 자동 발생 심박수가 40/분 전후인데 심실 자극전도계로서는 생리적 빈도이지만 심박출량이 저하될 가능성이 있다.

판독 포인트

- QRS파는 0.12초 이상으로 연장
- QRS파에 선행하는 P파는 보이지 않는다.
- 심박수는 40/분 전후
- R-R간격은 규칙적이다.

심실고유리듬

3박째부터는 QRS파의 폭이 넓고, QRS파에 선행하는 P파는 보이지 않는다. 심박수 48/분의 심실고유리듬이다. 2박째의 QRS파는 기본조율과 심실고유리듬의 중간 파형을 나타내며, 융합박동이다.

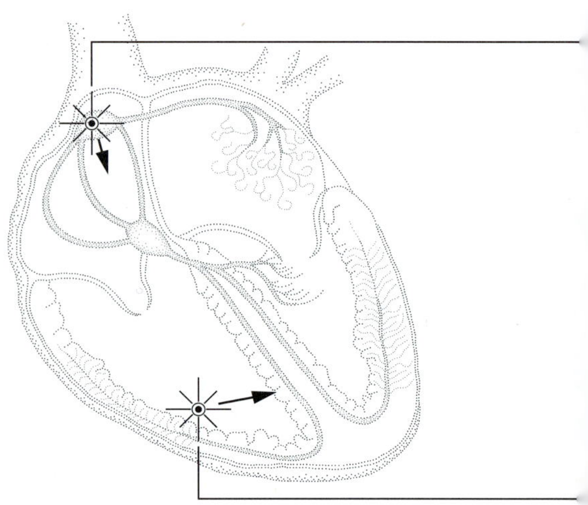

감별진단

· 각 차단(bundle branch block)
· WPW 증후군
· 심실빈맥

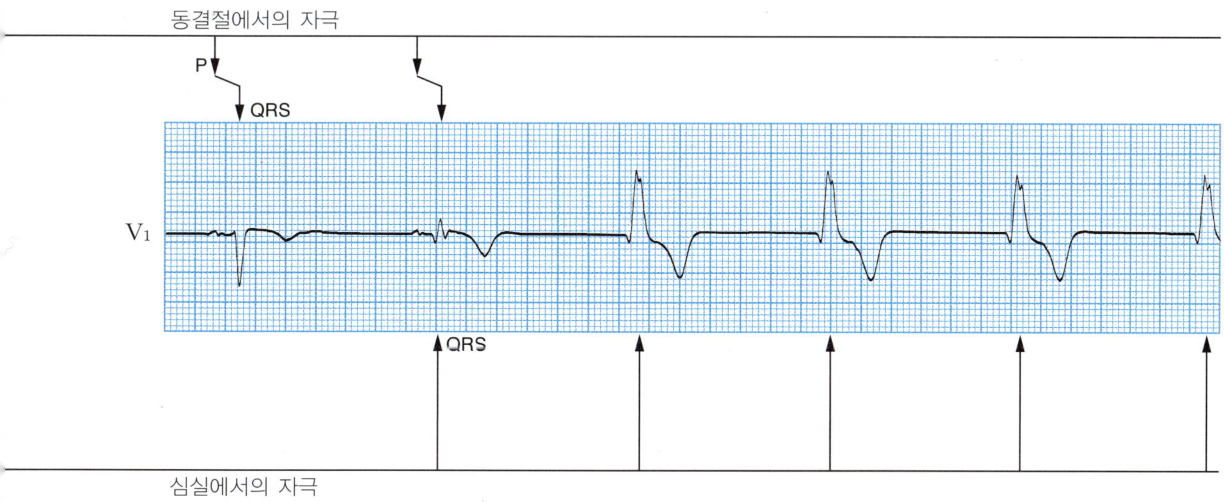

가속심실고유리듬
accelerated idioventricular rhythm

심실고유리듬이 촉진되어 100/분까지의 심박수를 나타낸다. 심실의 자극전도계에서 발생하는 생리적 자극발생 빈도보다는 많으므로 빈맥성 심실리듬이라 하기도 한다. 심실빈맥에 비해 혈역학적 영향은 적다. 대부분은 일과성으로 예후는 좋다.

판독 포인트

- QRS파는 0.12초 이상으로 연장.
- QRS파에 선행하는 P파는 보이지 않는다.
- 심박수는 100/분까지.
- R-R간격은 규칙적이다.

가속심실고유리듬

1박째부터 7박째는 QRS파의 폭이 넓고, QRS파에 선행하는 P파는 보이지 않는다. 심박수 75/분의 가속심실고유리듬(accelerated idioventricular rhythm)이다. 8박째부터는 동율동이다.

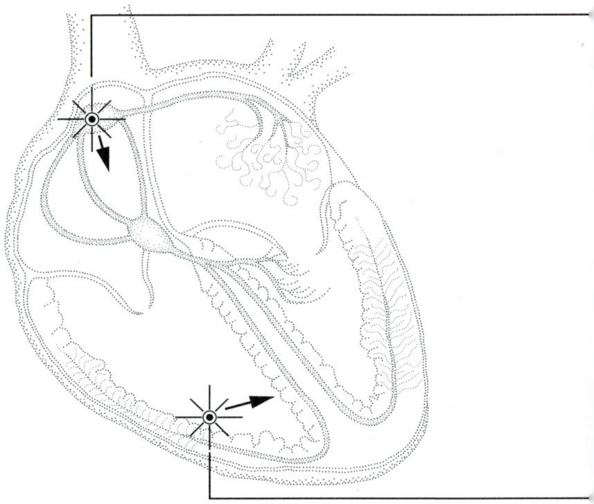

감별진단

· 각 차단
· WPW 증후군
· 심실빈맥

심실리듬, 심실빈맥의 심박수에 의한 분류 방법

심실고유리듬	심박수 30~50/분
가속심실고유리듬	심박수 60~100/분(또는 50~100/분)
심실빈맥	심박수 100~250/분

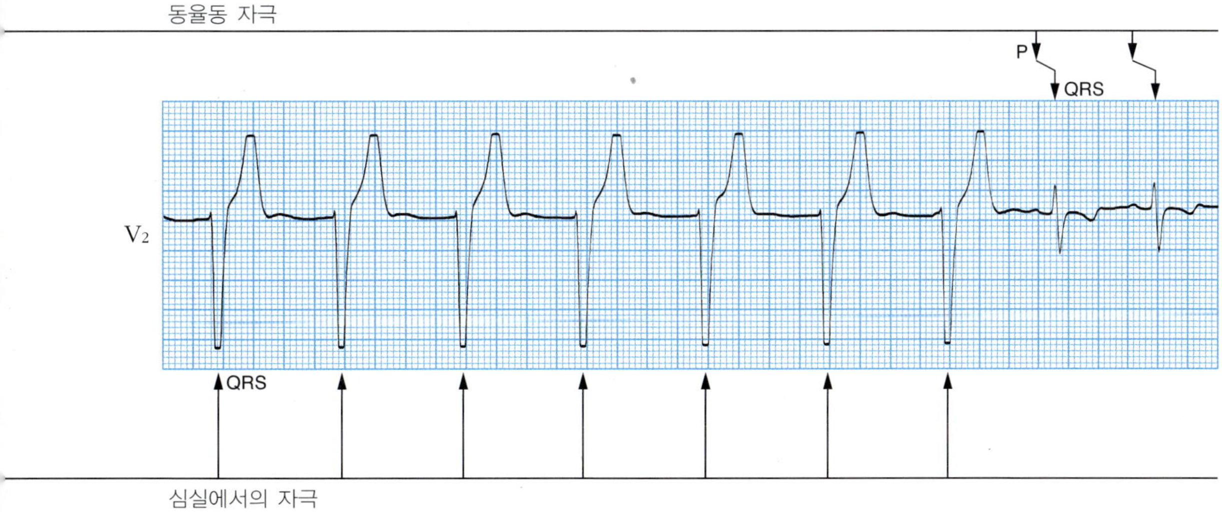

7. 심실세동(Ventricular Fibrillation)

심실세동
ventricular fibrillation

심실근이 완전히 무질서하게 흥분을 일으키고 있는 상태를 말한다. 이때 심실은 이미 기계적으로 수축하지 않아 심장은 펌프로서의 기능을 하지 못한다. 심장에서 혈액이 효과적으로 구출되지 않으므로 수분 이상 계속되면 사망한다. 이 부정맥은 치명적으로 즉시 처치하지 않으면 위험하다.

판독 포인트

- P파, QRS파, T파의 감별은 곤란
- 파형의 형태, 진폭, 주기는 불규칙

심실세동

P파, QRS파, T파는 식별 불가능하며, 불규칙적인 진동파를 보인다. 정리된 박동을 나타내지 않고 불규칙한 상태를 나타내고 있다.

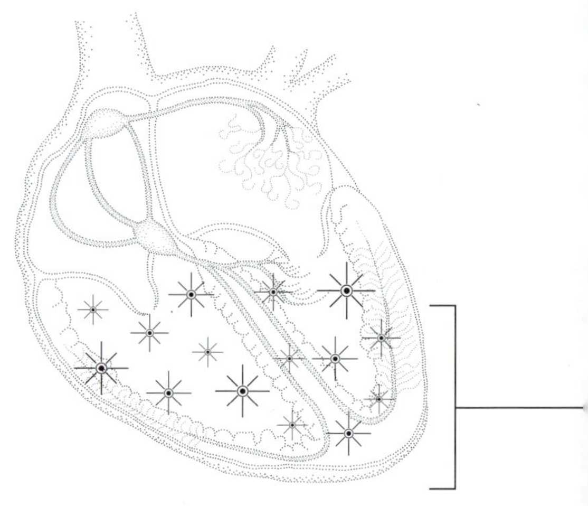

심실세동의 전구 상태

- 심실 조기수축의 연발
- 다형성 심실 조기수축
- R on T형 심실 조기수축
- QT간격이 뚜렷하게 연장되고, 심실 조기수축이 다연발로 나타남
- 심실빈맥

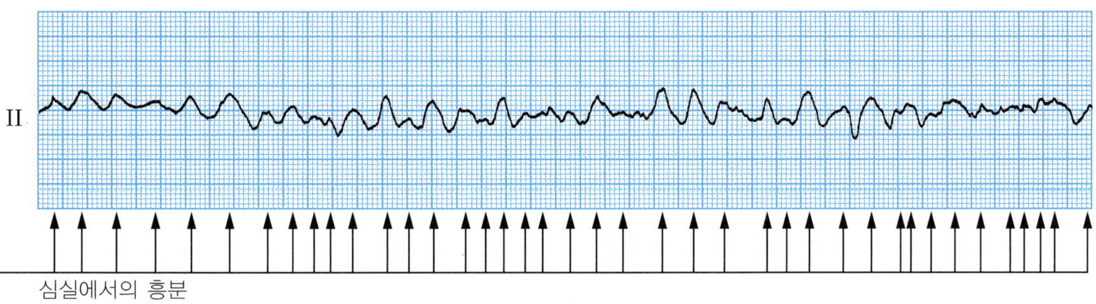

8. 조기흥분증후군(Preexcitation Syndrome)

WPW 증후군
Wolff-Parkinson-White syndrome

심방과 심실 사이에 부전도로(Kent속)가 존재하고, 심방의 흥분이 정상 전도로인 방실결절-His속보다 빠르게 부전도로를 거쳐 심실의 일부를 흥분시킨다. 이 때문에 PR시간은 단축되고 델타파(△파)를 만들며 정상 전도로로 전달된 신호와 폭넓은 QRS파가 된다.

WPW 증후군(A형)

판독 포인트

- PR시간의 단축(0.12초 이내)
- 델타파의 출현
- QRS폭의 연장
- V_1, V_2 유도의 R파(Rs형) 증가

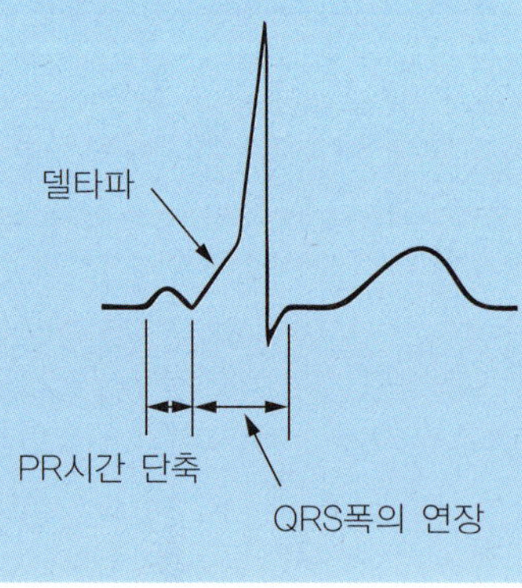

감별진단

- 우각 차단
- 후벽경색
- 우심실비대

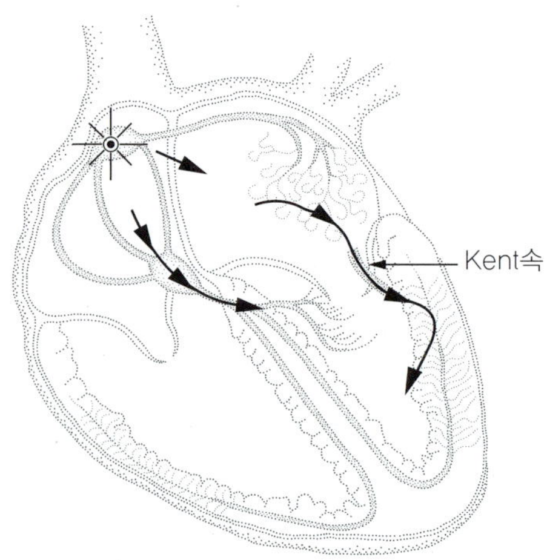

※ 델타파(△파): QRS파의 시작부위에 보이는 삼각형파. 심방흥분이 Kent속을 통하여 심실근의 일부를 조기에 흥분시키기 때문에 나타난다.

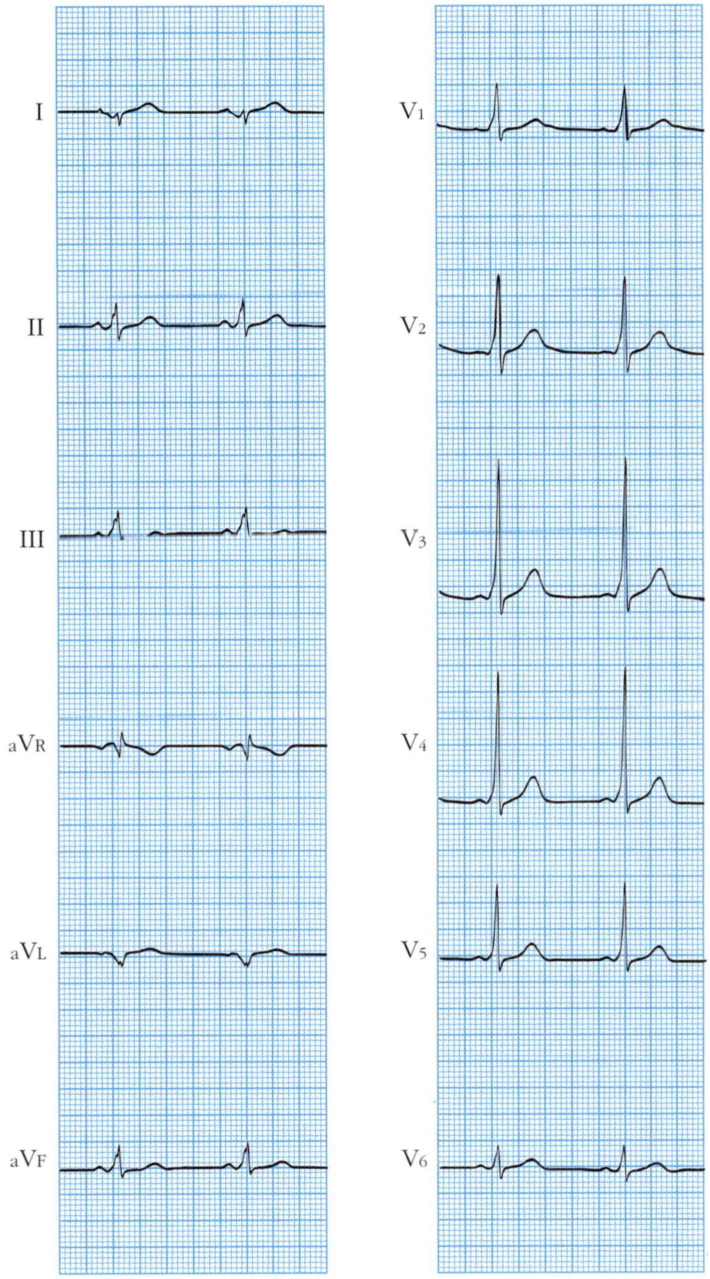

WPW 증후군(A형)

PR시간은 0.10초로 단축되어 있다. QRS파의 폭은 0.12초로 연장되어 있다. V_1의 델타파와 QRS파도 함께 양성이다.

※ Kent속: 심방과 심실을 직접 연결하는 부전도로

WPW 증후군의 분류법

· A형 : V_1의 QRS파가 양성
· B형 : V_1의 QRS파가 음성
· C형: QS형(V_1)

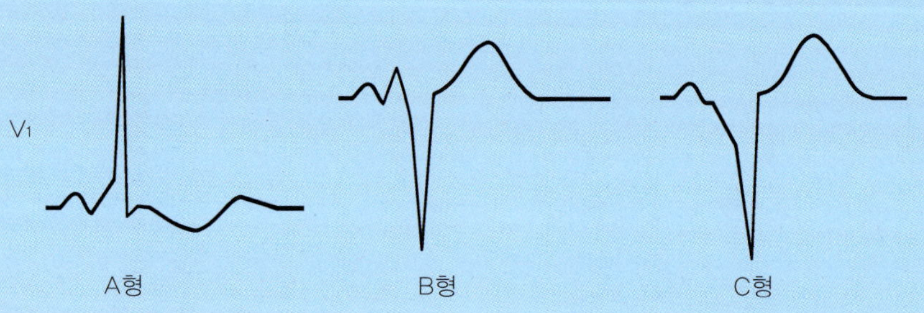

WPW 증후군(B형)

판독 포인트

· PR시간의 단축(0.12초 이내)
· 델타파의 출현
· QRS폭의 연장
· V_1, V_2 유도의 깊은 S파(rS형)

감별진단

· 좌각 차단

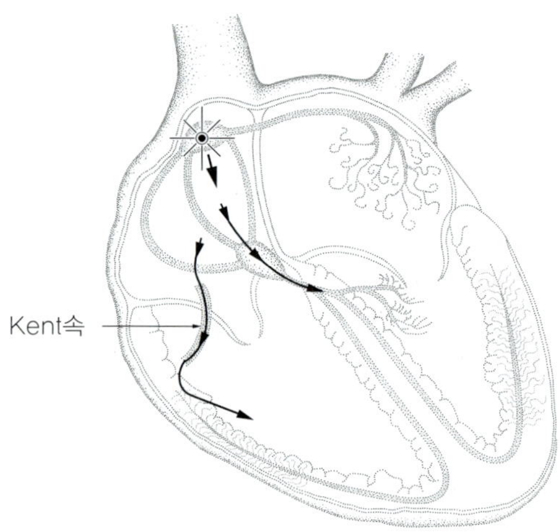

〈역자주〉
WPW 증후군 분류는 임상에서 거의 사용되지 않는다.

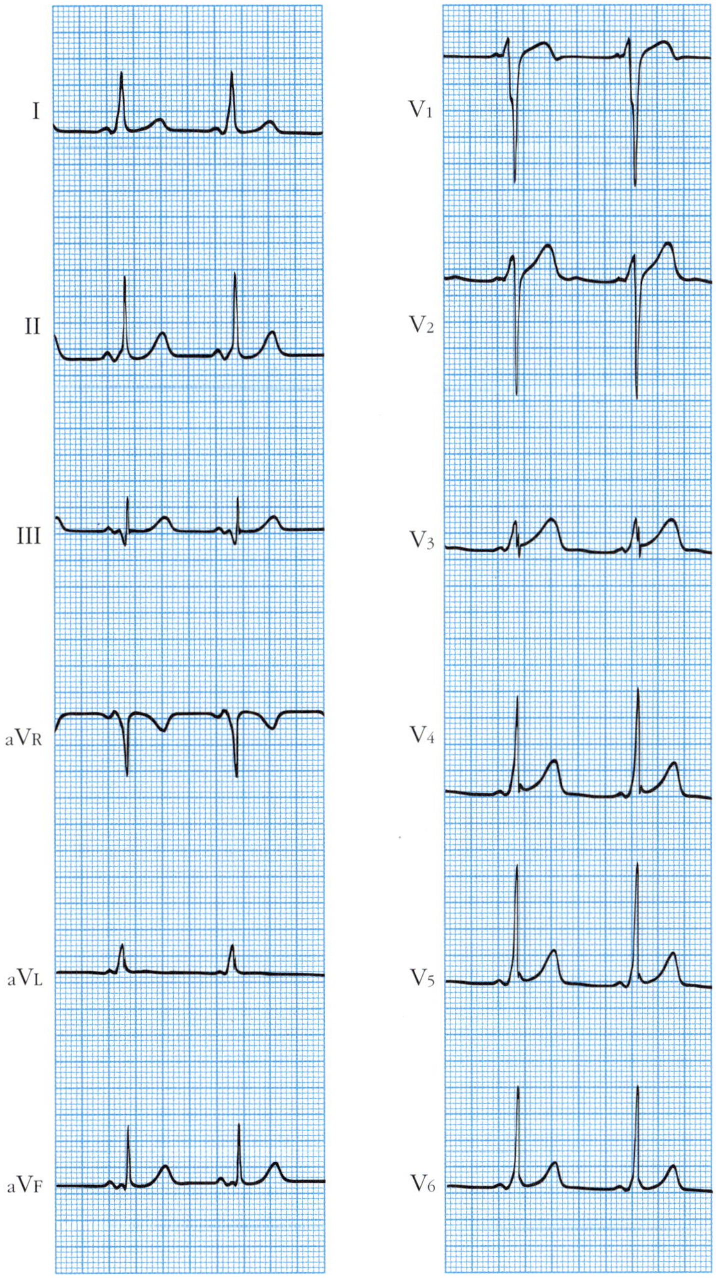

WPW 증후군 (B형)

PR시간은 0.10초로 단축되어 있다. QRS파의 폭은 0.14초로 연장되어 있다. V_1의 델타파는 양성이지만 QRS파는 깊은 음성이다.

간헐성 WPW 증후군

1 · 2 · 3박째 및 7 · 8박째는 방실 결절을 통하여 발생한 QRS파이다. 4 · 5 · 6박째는 부전도로를 통하여 발생한 QRS파와 방실결절을 통해 생긴 QRS파가 융합되고 델타파를 수반하는 WPW형을 나타내고 있다. P-P간격이 일정하여 심실 조기수축과의 감별이 가능하다.

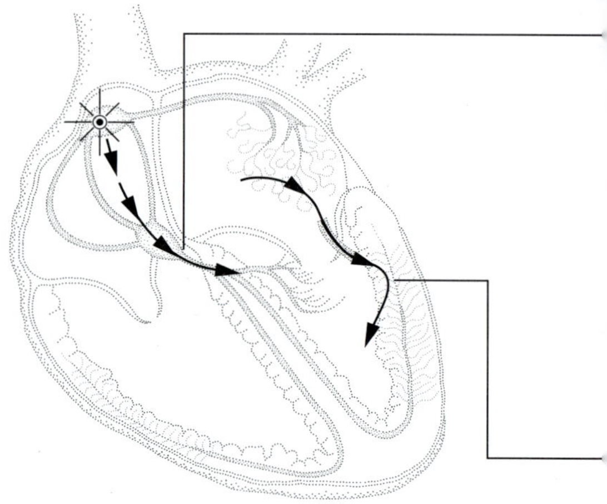

WPW 증후군의 발작성 심방세동

빈맥으로 QRS파는 폭넓고, R-R간격은 불규칙하고 P파가 결여되어 있다. R-R간격이 긴 부분에서는 f파를 보이고 QRS파에서 델타파가 관찰된다.

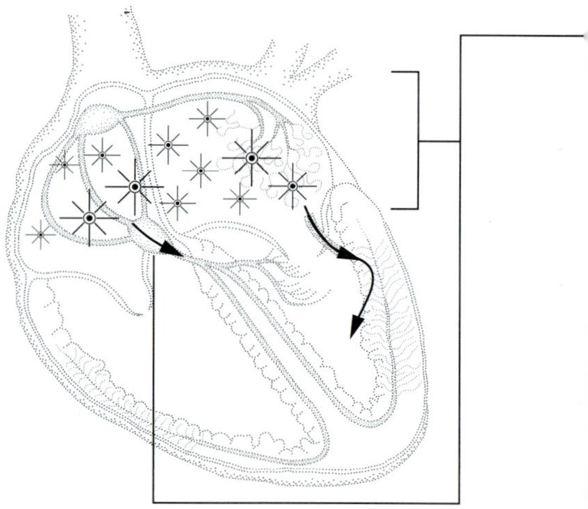

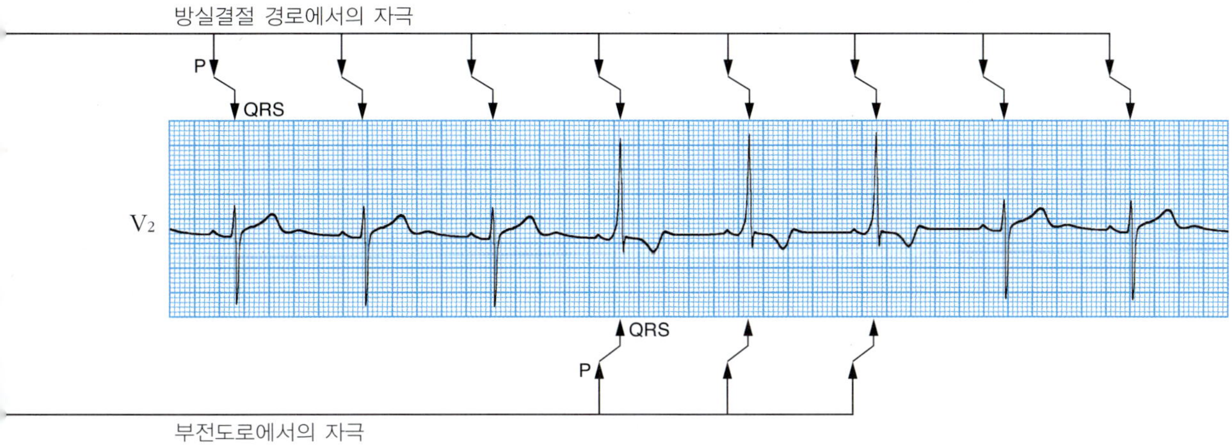
방실결절 경로에서의 자극
P
QRS
V2
QRS
P
부전도로에서의 자극

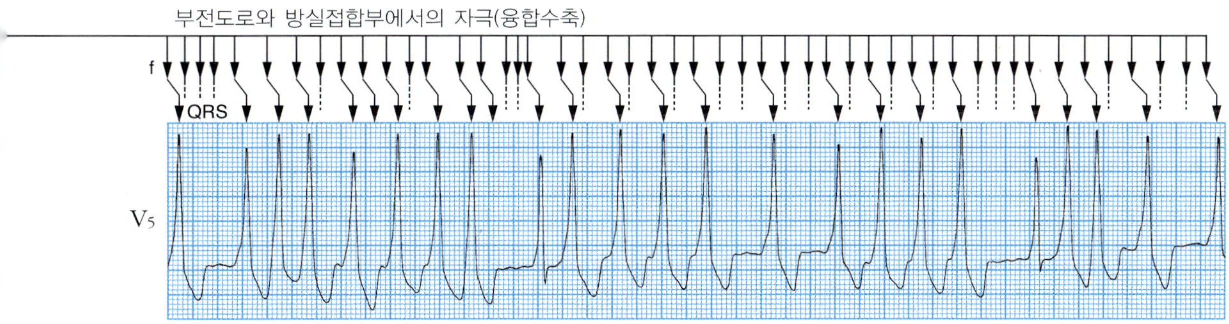
부전도로와 방실접합부에서의 자극(융합수축)
f
QRS
V5

LGL 증후군
Lown-Ganong-Levine syndrome

심방 흥분이 방실결절을 경유하지 않고 심방중격의 심내막 아래로 전도되어 '심방 – James속 – His속 – 심실' 순으로 흥분된다. 이 결과, PR시간은 짧아지지만 QRS파 폭은 정상이다.

판독 포인트

- PR시간 단축(≦ 0.12초)
- QRS폭은 정상, 델타파는 보이지 않는다.
- 상심실성 빈맥 발작의 출현

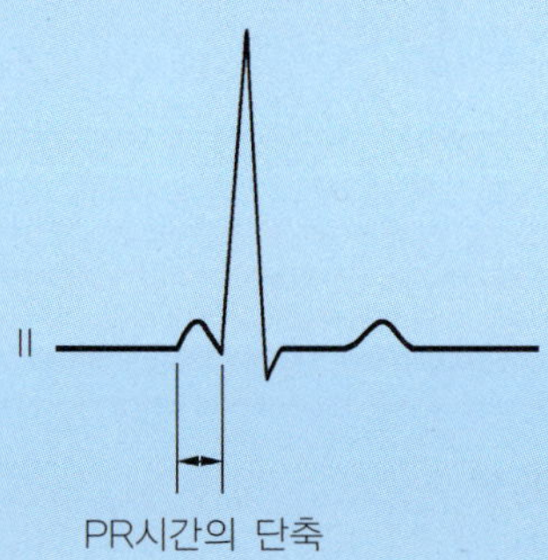

감별진단

- 심박동기의 이동
- 방실접합부 조율

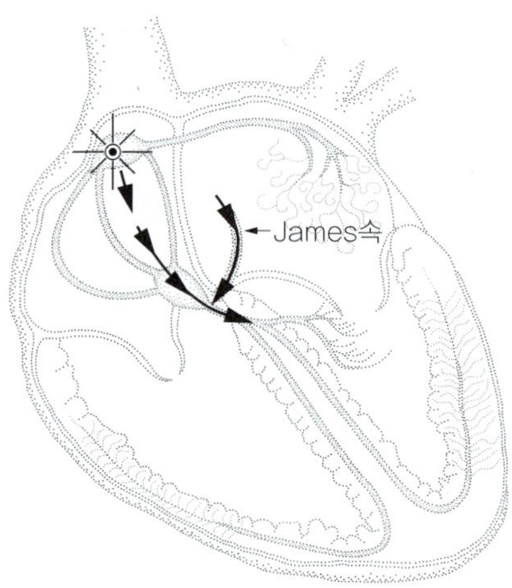

〈역자주〉
심방에서 방실결절을 거치지 않고 직접 His속으로 연결되는 우회로(James속 혹은 atriohisian bypass tract)가 해부학적으로 증명되기는 하였지만 PR간격이 짧고 정상 QRS파를 보이는 사람에서 이 경로를 통하여 실제 임상적으로 의미 있는 빈맥이 발생된다는 전기생리학적 증거는 아직 확실하지 않다. 따라서 학자에 따라서는 LGL 증후군 자체가 존재하지 않는다고 보는 경우도 있다.

※ James속: 방실결절을 우회(迂廻)하여, 심방과 His속을 직접 연락하는 부전도로

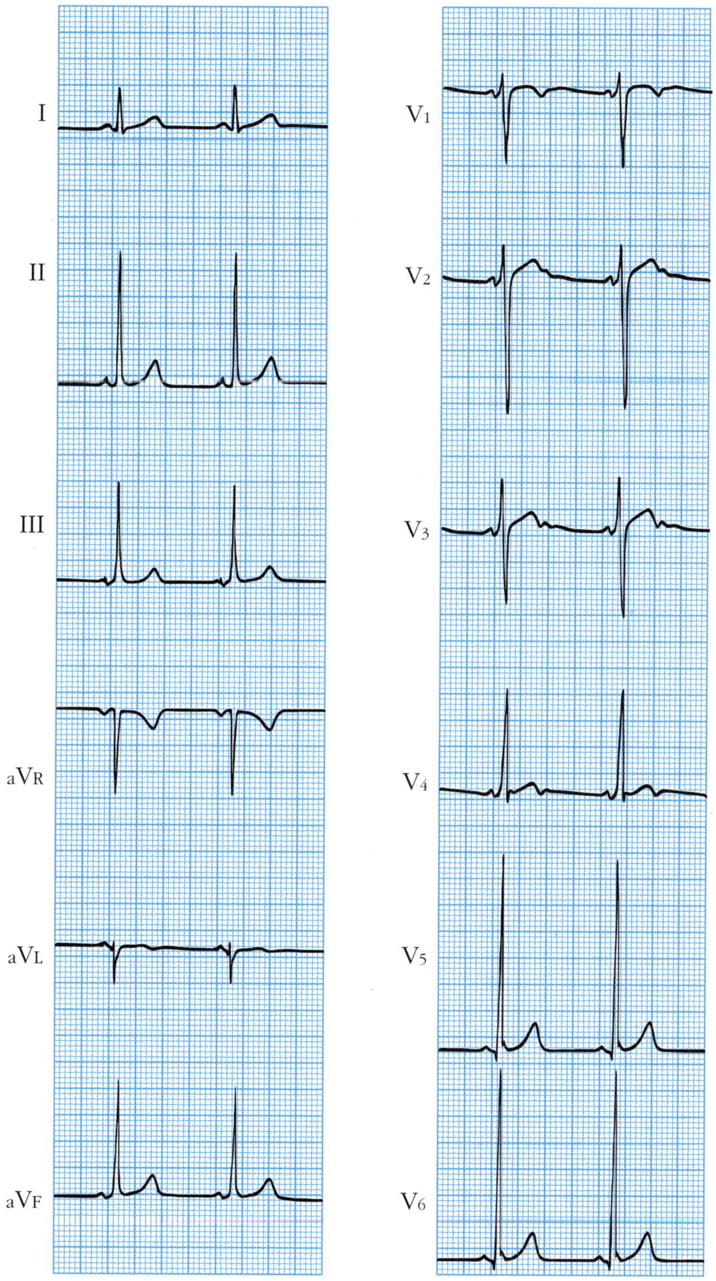

LGL 증후군

PR시간은 0.08초로 단축되어 있다. 델타파는 보이지 않는다. QRS폭의 연장은 보이지 않는다.

9. 방실 차단(Atrioventricular Block)

방실 차단
atrioventricular block

방실 차단(atrioventricular block)은 방실결절, His속 등의 방실 전도계의 이상으로 인하여 심방흥분자극이 정상적으로 심실에 전달되지 않는 현상이다. 방실 차단은 대표적인 자극전도장애 중 하나이다.

판독 포인트

- 제1도 방실 차단
  PR시간은 연장되어 있으나 항상 일정.
  QRS파의 탈락은 보이지 않는다.
- 제2도 방실 차단
  · Wenckebach형(Mobitz Ⅰ형)
  PR시간이 서서히 연장되어, 결국에는 P파만 출현하고 QRS파가 탈락한다.
  이 현상이 주기적으로 반복된다.
  · Mobitz Ⅱ형
  PR시간 연장 없이 QRS파가 탈락되고, P파만이 출현한다.
- 제3도 방실 차단(완전 방실 차단)
  P파와 QRS파가 서로 무관하게 각각의 주기로 출현한다.
  P-P간격에 비해 R-R간격이 길다.
  QRS파가 정상일 때는 방실접합부 보충리듬, QRS파의 폭이 넓은 때는 심실 보충리듬이다.

제1도 방실 차단

PR시간은 0.34초로 연장되어 있다. 모든 QRS파에 선행하는 P파를 보이고 PR시간은 일정하며, P파는 QRS파에 선행되고 있다. 1도의 방실 차단이다.

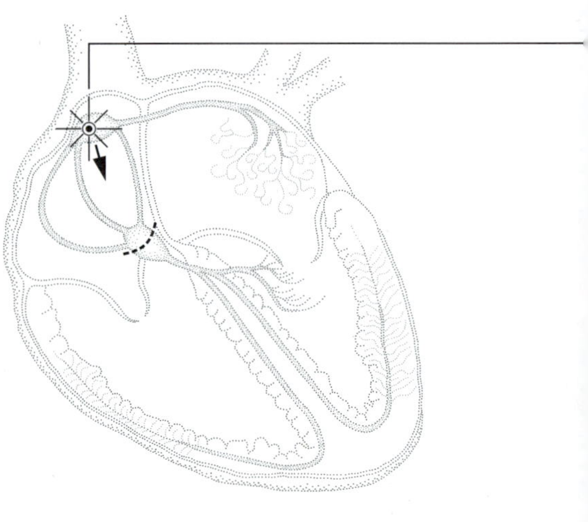

감별진단

- 제1도 방실 차단
  - 방실접합부 리듬
- 제2도 방실 차단
  - 동정지
  - 동부정맥
  - 비전도성 상심실성 조기수축
- 완전 방실 차단
  - 동서맥에 수반되는 이탈율동

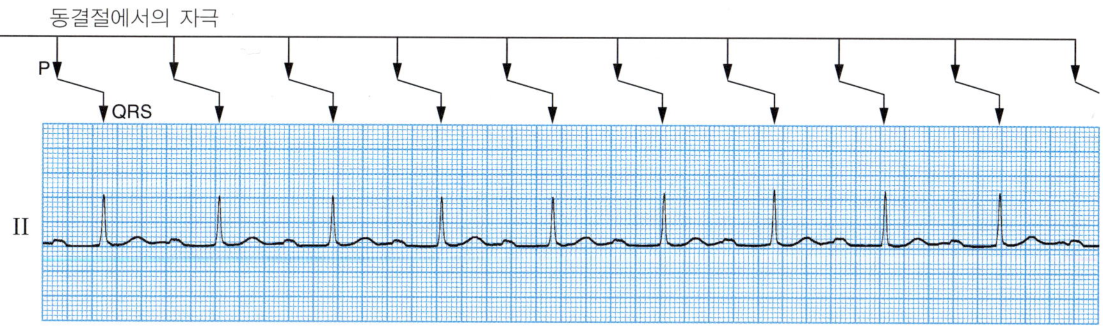

Wenckebach형(Mobitz I형) 제2도 방실 차단

PR간격이 서서히 연장되고, Wenckebach 주기를 나타낸다. 5박째(⬆), 9박째(⇧)는 P파만 나타내고 QRS는 탈락되어 있다.

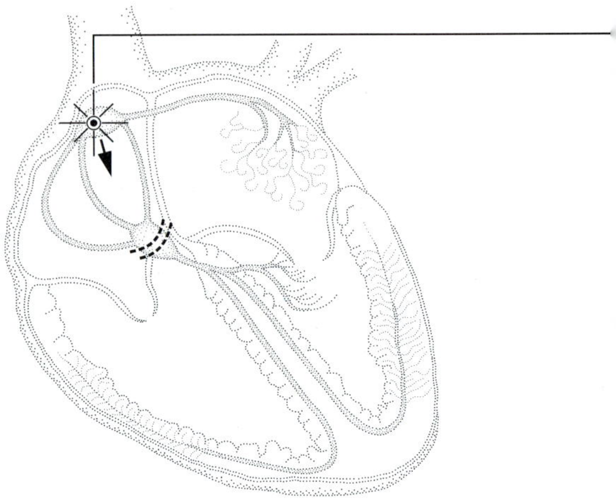

Mobitz II형 제2도 방실 차단

6박째(⬆)는 P파만 관찰되고 QRS파가 탈락되어 있다. PR간격은 연장되지 않았다. P-P간격은 모두 일정하다.

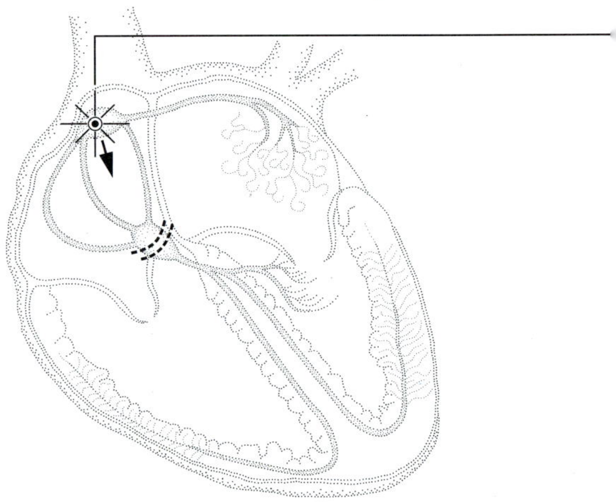

2대 1 방실 차단

QRS에 선행하는 P파의 PR시간은 일정하고 QRS에 전도되고 있다. P-P간격은 일정하지만, T파의 바로 뒤에 나타나는 P파는 QRS를 동반하지 않는다. 2회당 1회의 전도를 나타내는 2대 1 전도 차단이다.

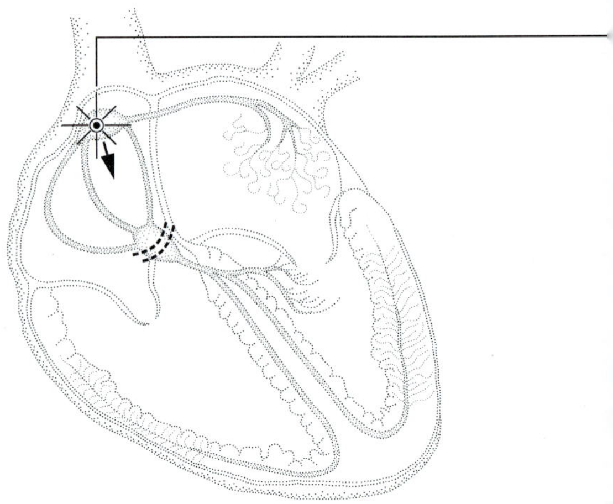

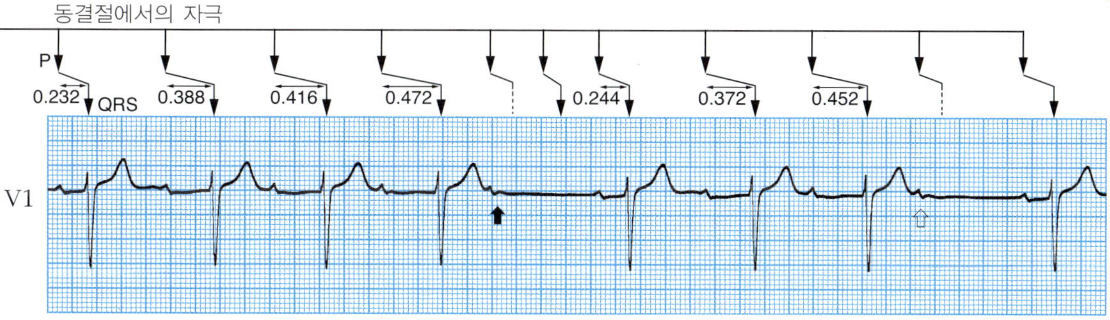
동결절에서의 자극
P
0.232
QRS
0.388
0.416
0.472
0.244
0.372
0.452
V1

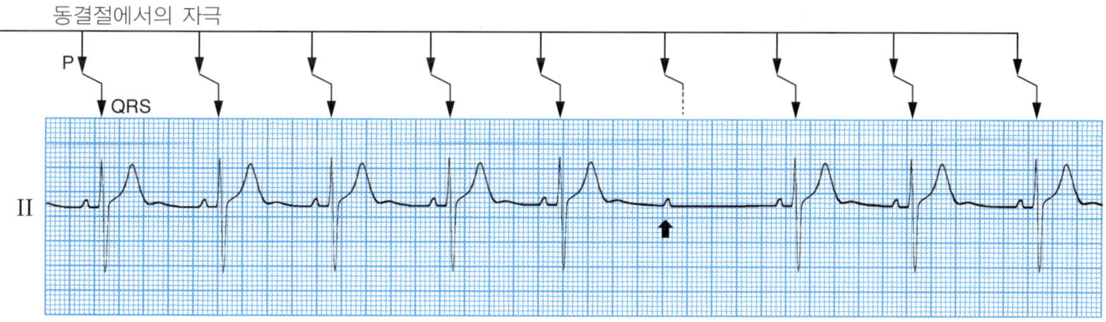
동결절에서의 자극
P
QRS
II

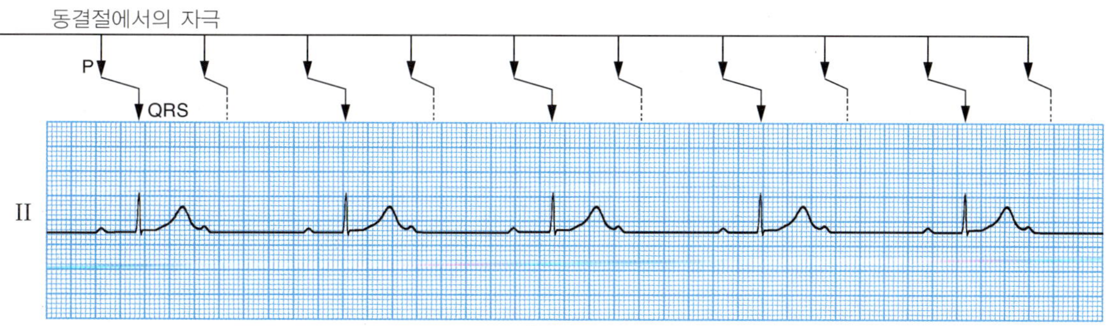
동결절에서의 자극
P
QRS
II

3대 1 방실 차단

QRS파에 선행하는 P파의 PR시간이 일정하고, P파는 QRS파에 전도되고 있다. T파 바로 뒤의 P파와 다음 P파 사이의 QRS파가 탈락되어 있다. 3회의 P파 발생에 대하여 1회의 QRS 전도를 나타내고 있다.

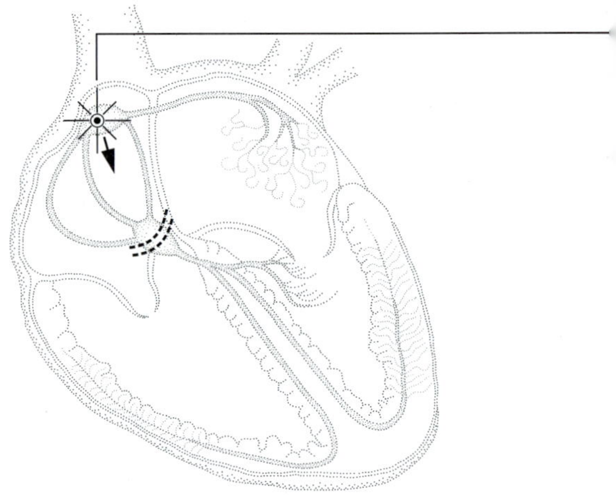

완전 방실 차단

QRS파에 선행하는 P파의 PR시간은 일정하지 않다. P파는 일정 간격(Y)으로 발생하고 QRS파도 일정 간격(X)으로 발생하고 있고 P파와 QRS파는 독립적으로 발생되고 있다. QRS파는 방실접합부 보충리듬이다.

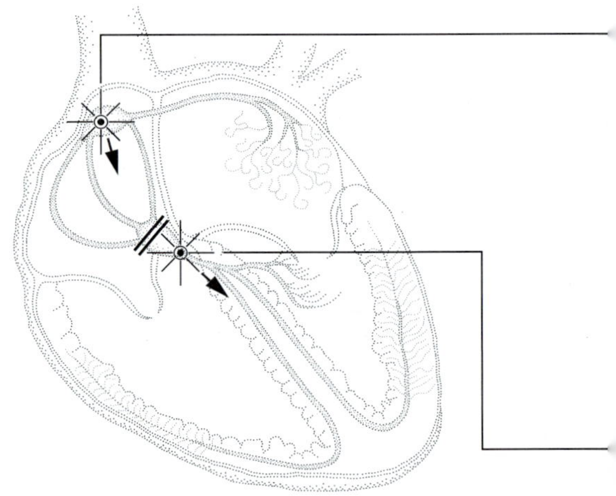

완전 방실 차단(폭넓은 QRS파)

QRS파에 선행하는 P파의 PR시간은 일정하지 않고, P파와 QRS파는 독립적으로 발생하고 있다. QRS파는 폭이 넓어 심실 자극의 심박동기(보충리듬)의 위치는 좌우각의 분기부보다도 하위에 있다고 추정된다.

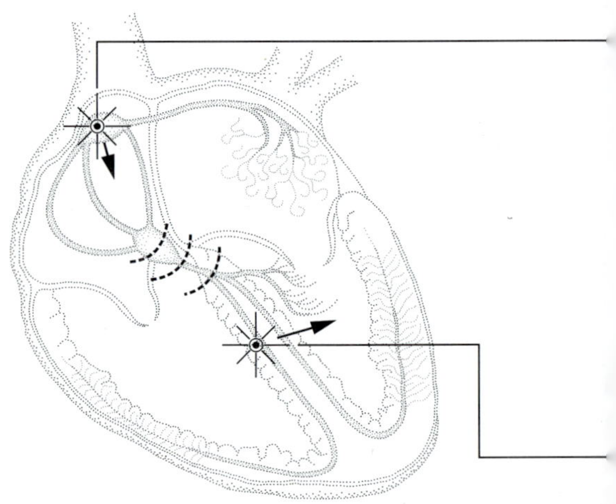

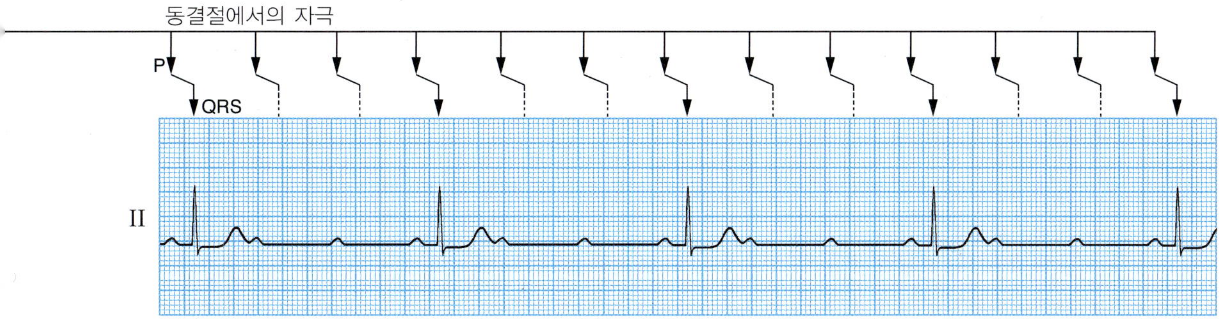
동결절에서의 자극
P
QRS
II

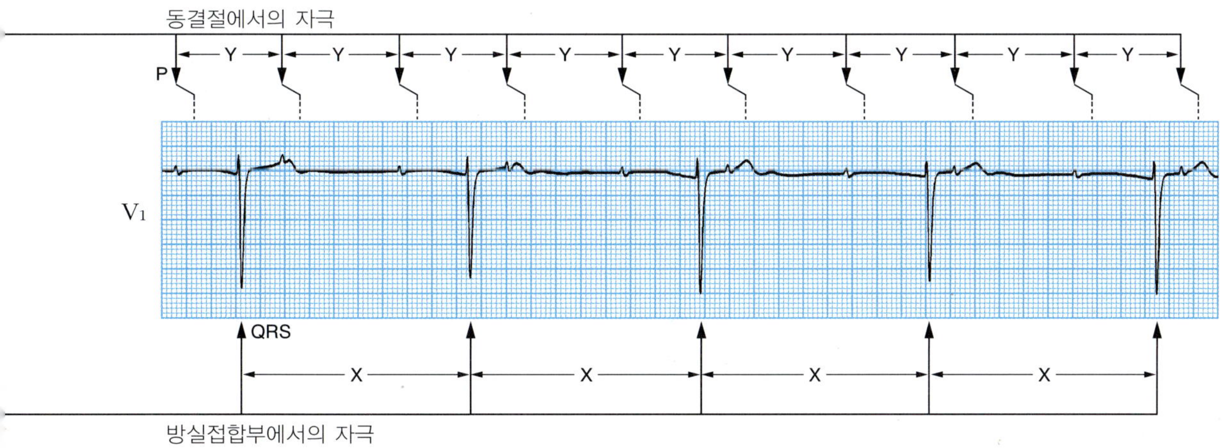
동결절에서의 자극
Y
P
V1
QRS
X
방실접합부에서의 자극

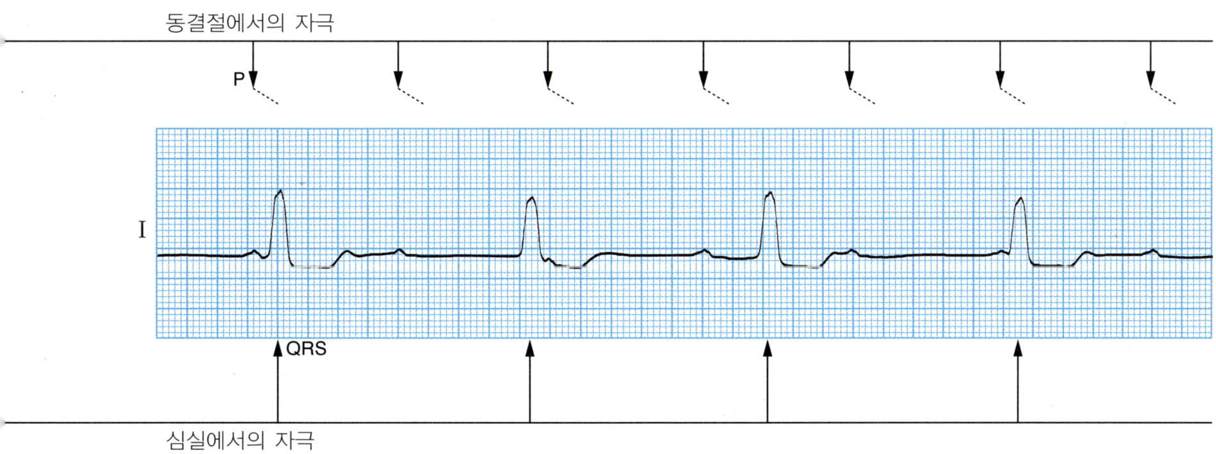
동결절에서의 자극
P
I
QRS
심실에서의 자극

10. 심실내 전도장애(Intraventricular Conduction Disorder)

우각 차단
right bundle branch block

심실내 자극 전도는 방실결절에서 His속을 거쳐 우각과 좌각으로 나누어지고, 각각 우심실, 좌심실로 분포한다. 우각 흥분 전도가 장애 받는 것을 우각 차단(right bundle branch block)이라 한다.

판독 포인트

- QRS폭의 연장
  불완전 우각 차단 0.10~0.12초
  완전 우각 차단 0.12초 이상
- V_1의 QRS파는 rsR′(RSR′, rR′)형, T파는 음성
- Ⅰ, aV_L, V_5, V_6 유도에 폭넓은 S파, T파는 양성

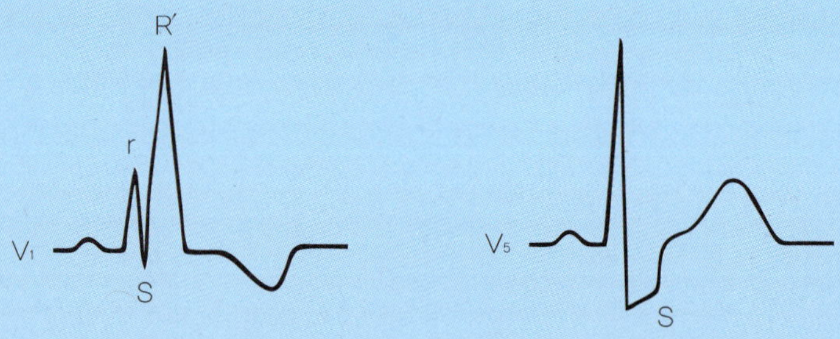

rsR′ 형 　　　　 폭넓은 S파

감별진단

- 우심실비대
- 후벽경색
- WPW 증후군(A형)

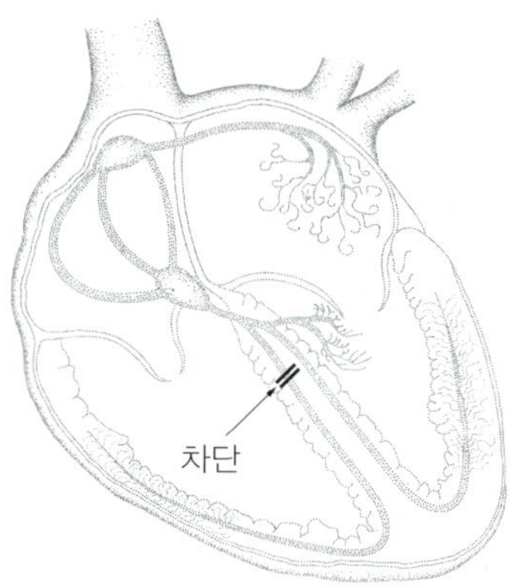

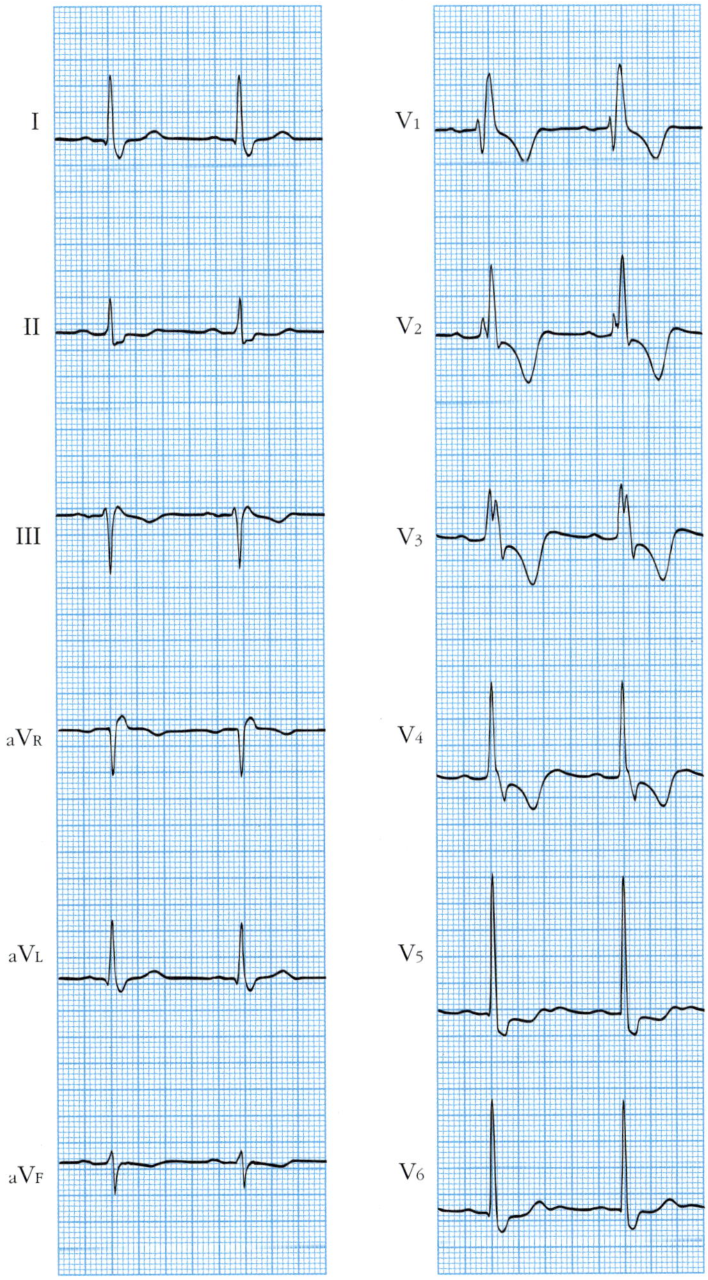

완전 우각 차단

QRS파의 폭은 0.14초로 연장되어 있다. V_1의 QRS파는 rsR′형으로 2차성 ST-T 변화를 나타낸다. V_5, V_6에서는 폭넓은 S파를 나타낸다.

간헐성(intermittent) 우각 차단

1~3박째 및 8~10박째 QRS파의 폭은 정상이지만, 4~7박째의 QRS파는 rsR′ 형으로, QRS폭의 연장을 보인다. 4~7박째는 일시적으로 우각 차단이 되어 있다.

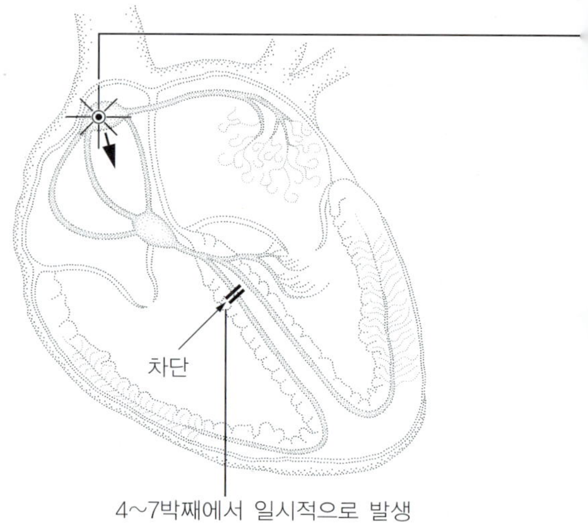

우각 차단 파형의 성립

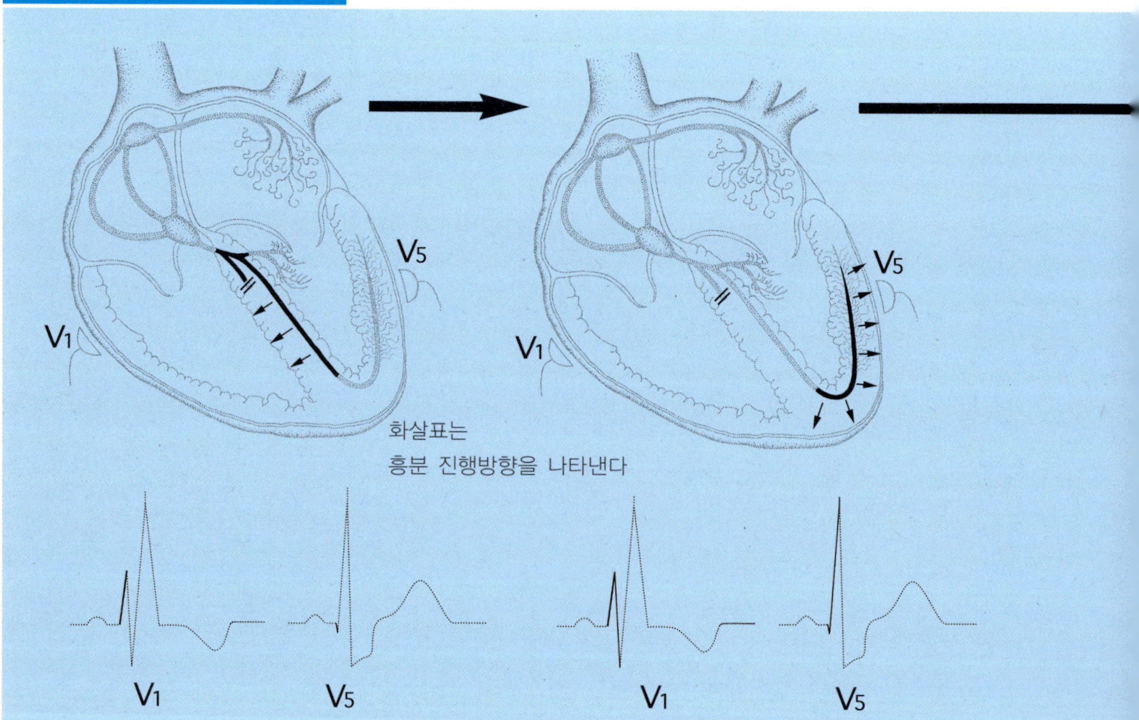

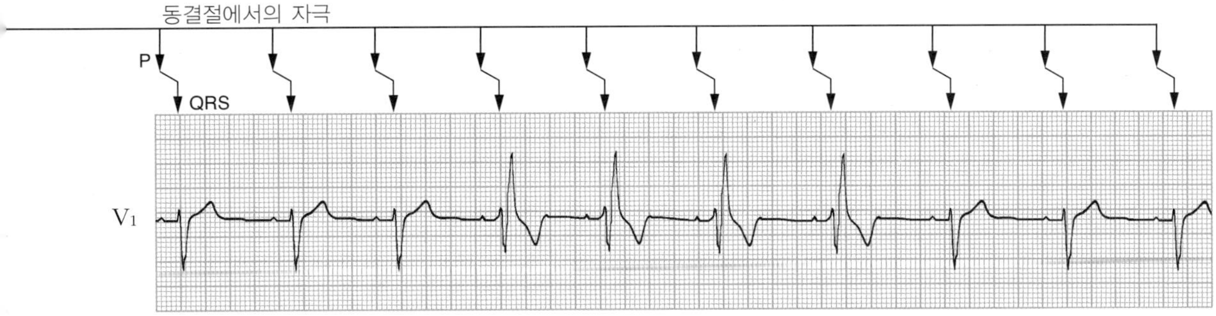

우각 차단 파형의 성립

우각 차단은, 우각의 전도장애에 의해 우심실의 전기적 흥분이 지연되는 특징적인 QRS를 나타낸다. V_1 유도에서는 심실 중격과 좌심실에서 우심실 방향으로 흥분 전도에 의해 작은 r파를 나타낸다. 계속하여 우세한 좌심실의 전기적 흥분에 의해 왼쪽 방향으로 향하는 전위 벡터 때문에 s파가 형성된다. 좌심실의 흥분이 끝난 후는 우심실만이 흥분을 계속하므로 우심실 단독의 흥분파로서 큰 R파가 형성된다. V_5 유도에서는 정상과 거의 같은 R파를 나타내지만 QRS파 종말부의 우심실만이 흥분하고 있을 때 S파를 발생한다. 이 S파는 좌심실 외측에서는 강력하지 않으므로 깊어지지는 않지만 흥분 시간이 길기 때문에 폭넓은 S파가 된다.

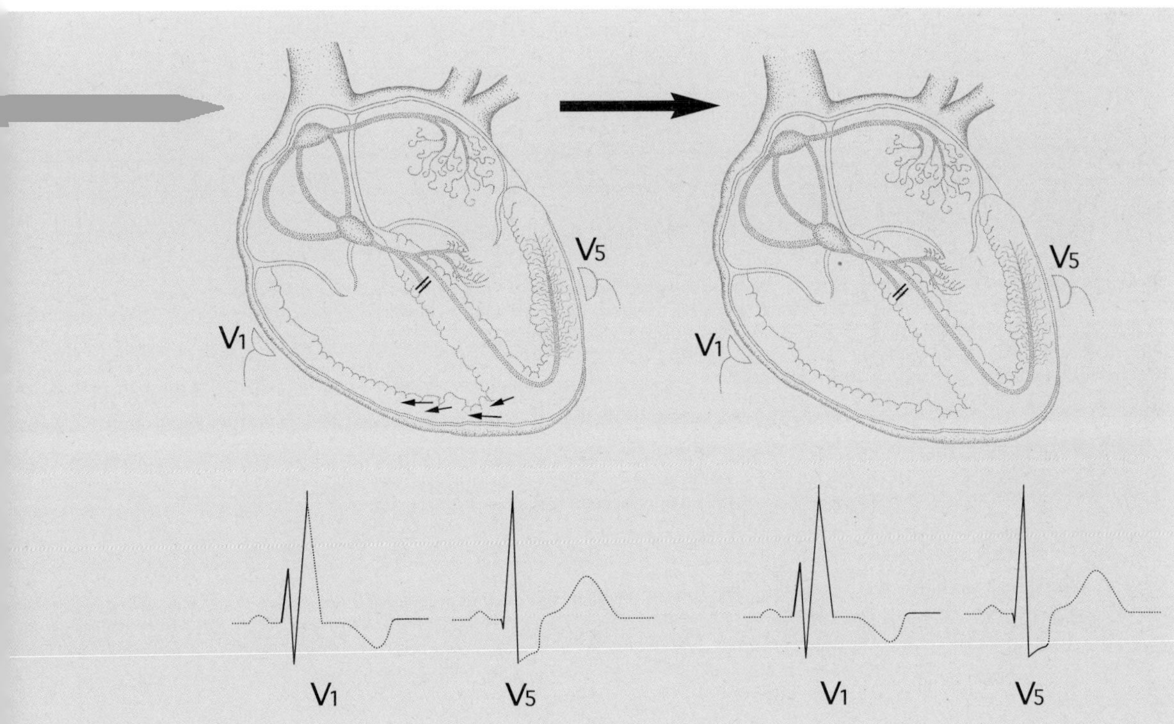

좌각 차단
left bundle branch block

심실내 자극 전도는 His속을 나와 우각과 좌각으로 분지하고, 그 중 좌각은 전지와 후지로 나누어져 방사상으로 좌심실로 퍼진다. 이 좌각 주간부의 흥분 전도가 장애 받는 것을 좌각 차단(left bundle branch block)이라 한다.

판독 포인트

- QRS폭의 연장(0.12초 이상)
- V_1, V_2 유도는 폭넓은 S파(QS형), T파는 양성으로 높이가 높아진다.
- Ⅰ, aV_L, V_5, V_6의 QRS파는 R로 분열, 결절이나 연결(slur)을 보인다. T파는 음성

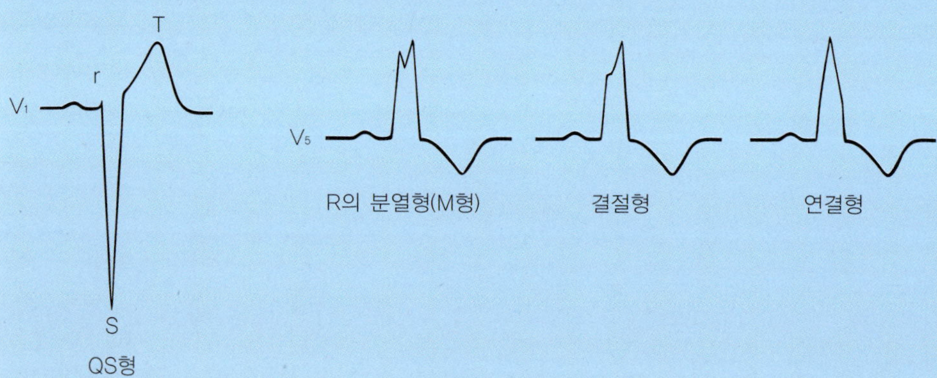

감별진단

- 좌심실비대
- WPW 증후군(B형)
- 심실 매립형 심박동기의 심전도

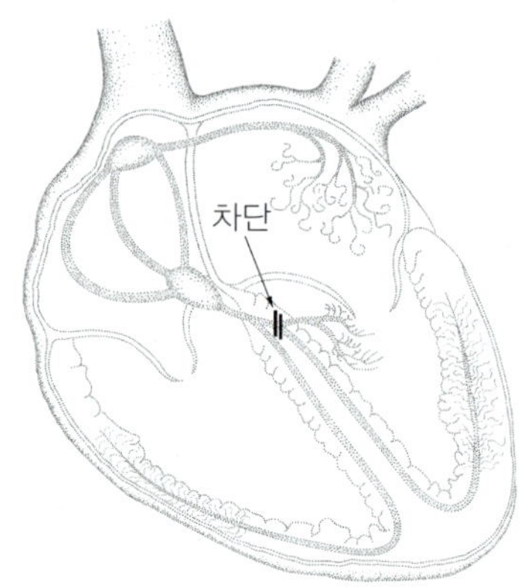

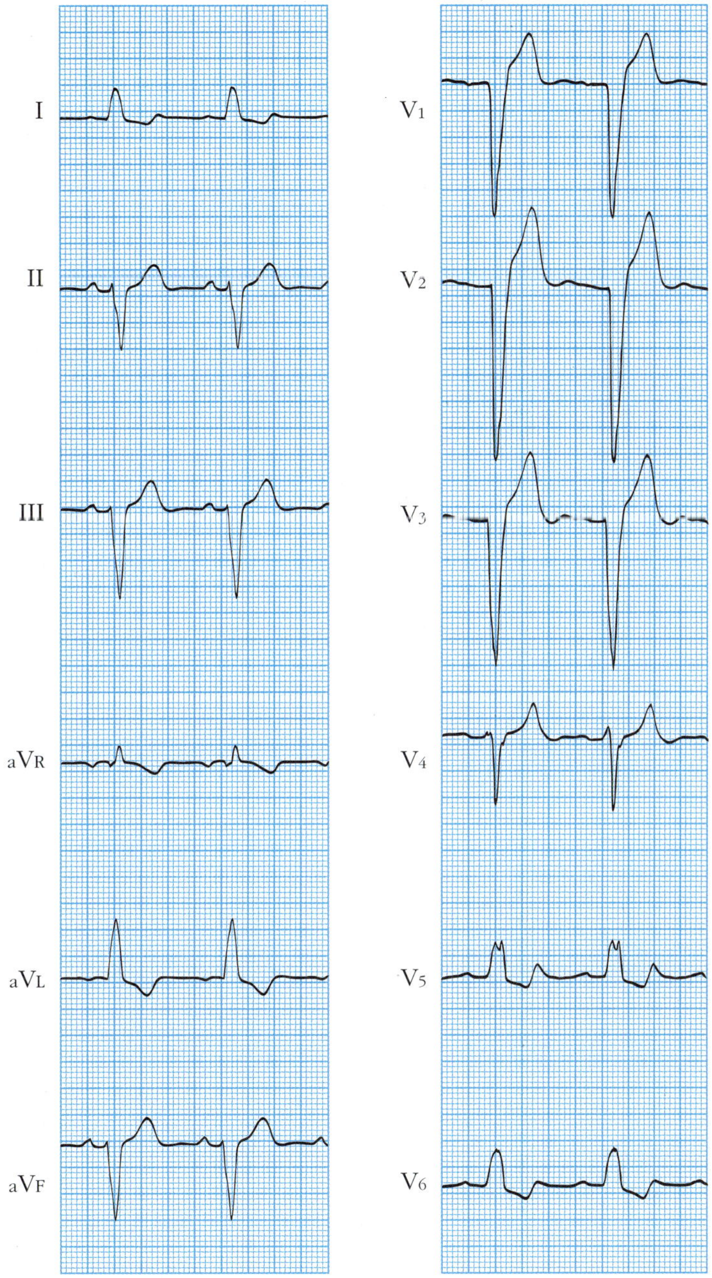

좌각 차단

QRS파의 폭은 0.14초로 연장되어 있다. QRS는 V_1에서 QS형을 나타내고, V_5에서 M형(분열형), V_6에서 결절을 가진 폭넓은 R형을 나타내고 있다. V_1~V_3에 ST의 상승, T파의 높이 증가는 좌각 차단에서 자주 보이는 소견이다.

좌각 차단 파형의 성립

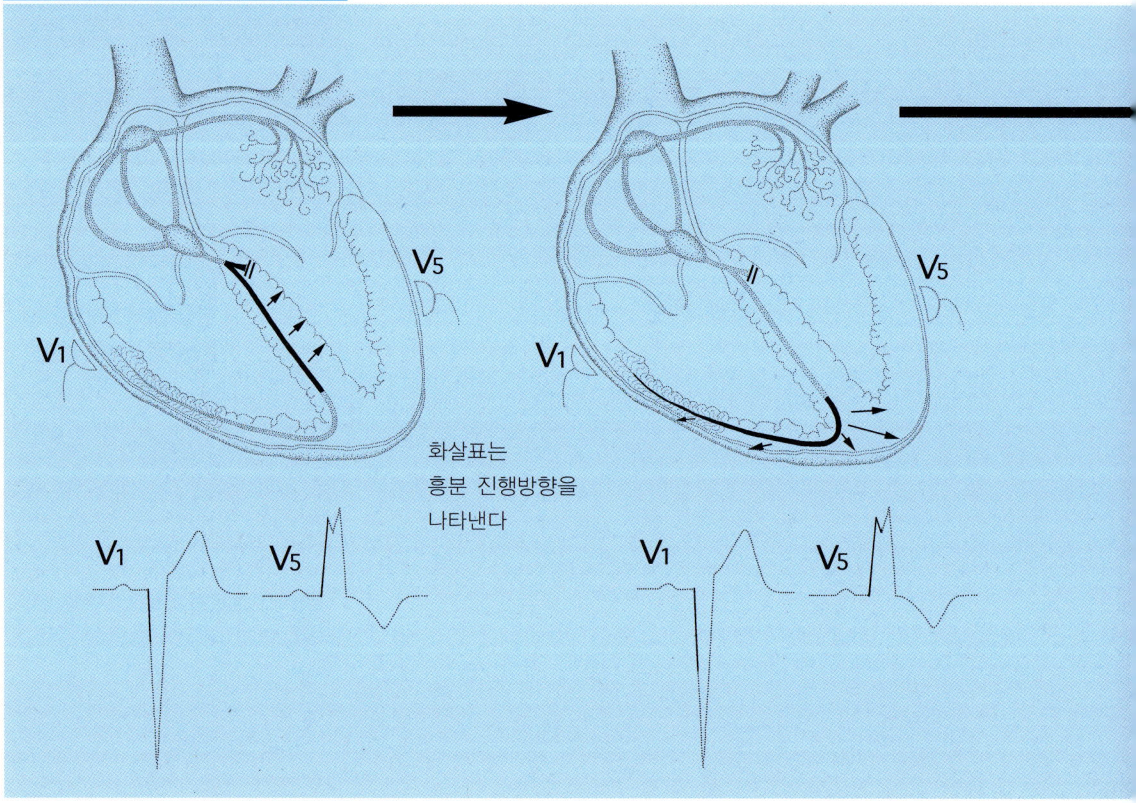

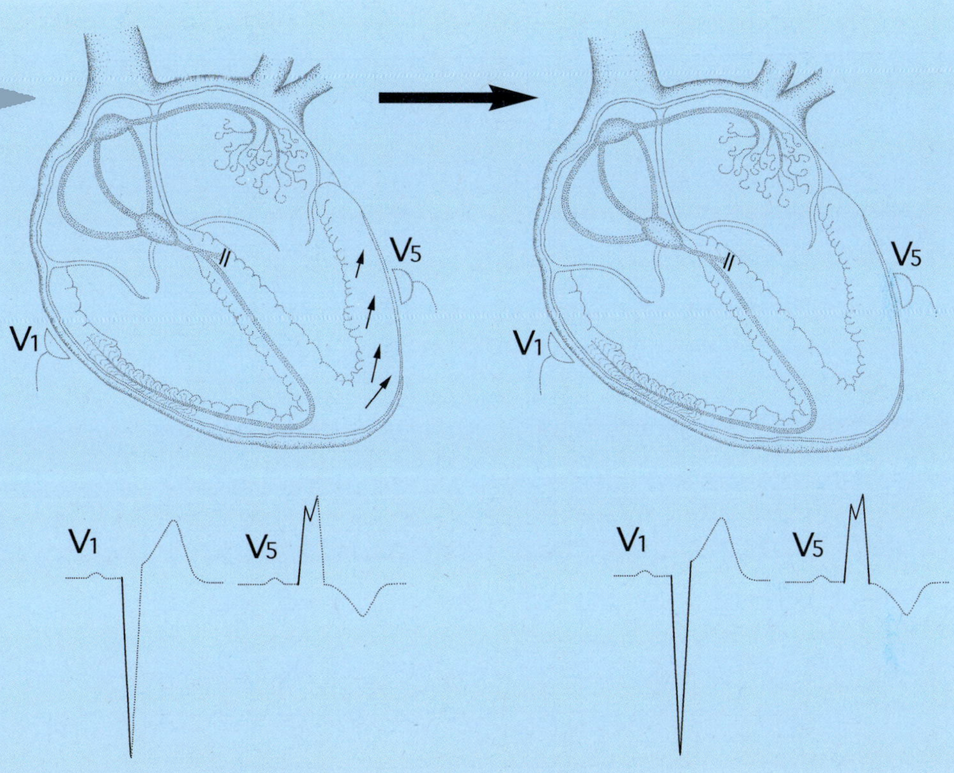

좌각 차단 파형의 성립

좌각 차단은 좌각의 전도장애로 인하여 중격의 우심실이 최초로 흥분하고, 우에서 좌 방향으로 진행한다. V_1 유도에서 좌심실은 우심실보다 지연되어 흥분이 시작하므로 정상 예에서 보이는 r파는 발생하지 않는다. 그 후, 우심실은 정상적인 흥분과정을 나타내지만 좌심실의 전기적 흥분이 우월하므로 QS형 QRS파가 된다. 또한 V_1 유도에서 rS형을 나타내는 경우도 있는데 이는 흥분 방향이 단순하게 오른쪽 → 왼쪽 방향이 아닌 경우도 발생하기 때문이다.

V_5 유도에서 전기적 흥분은 항상 왼쪽 방향으로 향하고 있고, QRS는 R형이 되어 S파는 발생하지 않는다. 좌심실 흥분의 불균일성이나 우심실 흥분에 의해 R파는 분열 내지 결절을 동반할 수도 있다.

좌전섬유속차단
left anterior fascicular block

좌각은 전지와 후지로 분지한다. 전지에 전도장애가 발생한 것을 좌전섬유속차단(left anterior fascicular block)이라고 한다.

판독 포인트

· QRS파의 전기축은 뚜렷한 좌축편위(통상 −45° 이상)
· I 유도에서 작은 q파와 R파, II, III 유도에서 r파와 깊은 S파
· QRS파 폭은 0.1초 이내
· 시계방향 회전을 보이는 경우가 흔하다.

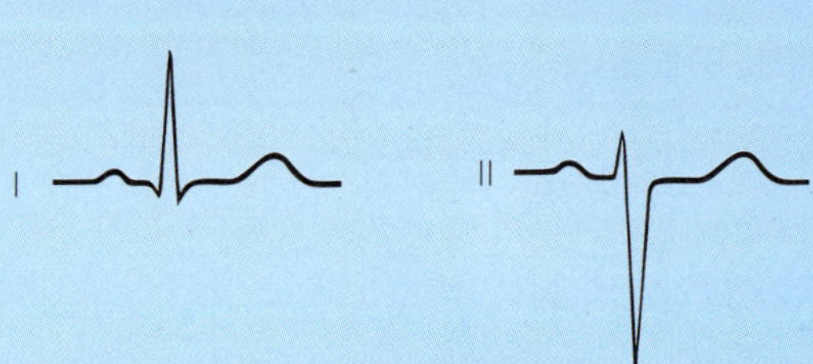

뚜렷한 좌축편위

감별진단

· 하벽심근경색
· 좌심실비대
· WPW 증후군
· 폐성심
· 심실 삽입형 심박동기의 심전도

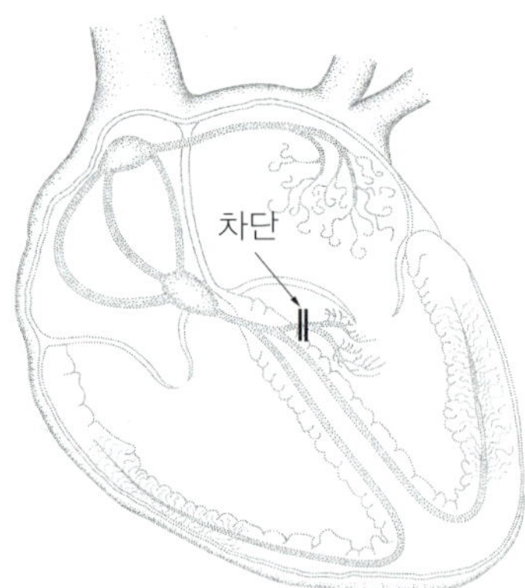

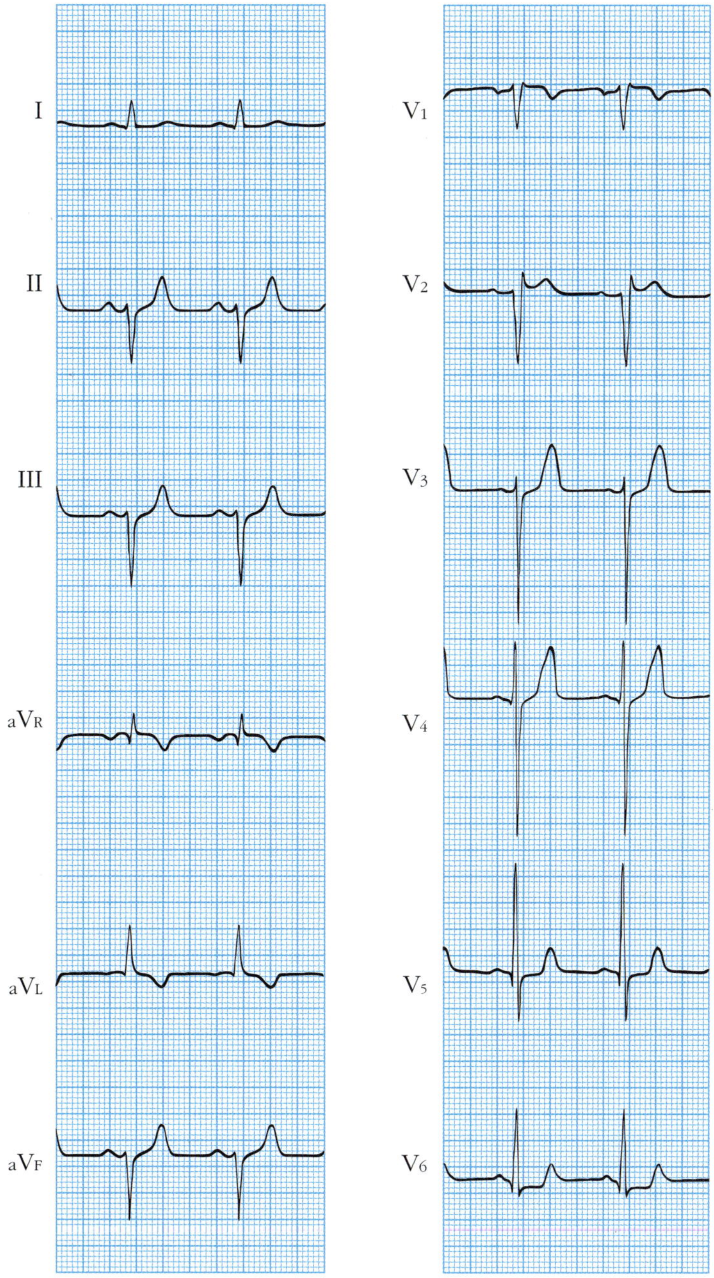

좌전섬유속차단

QRS파의 전기축은 −65°의 뚜렷한 좌축편위를 나타낸다. QRS파의 폭은 정상이다.

좌후섬유속차단
left posterior fascicular block

좌각은 전지와 후지로 분지된다. 후지에 전도장애가 발생한 것을 좌후섬유속차단(left posterior fascicular block)이라 한다.

판독 포인트

· QRS파의 전기축은 뚜렷한 우축편위(+120° 이상)
· Ⅰ유도에서 깊은 S파, Ⅱ, Ⅲ유도에서 작은 q파와 높은 R파
· QRS파의 폭은 0.1초 이내
· 시계방향 회전이 흔하다.
· 우축편위의 원인인 우심실비대 등은 보이지 않는다.

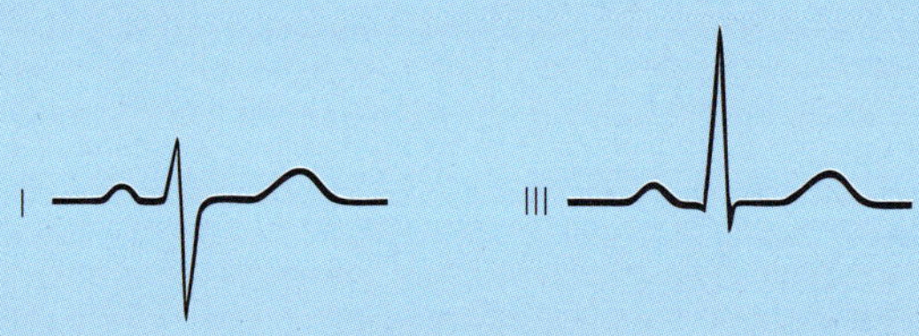

뚜렷한 우축편위

감별진단

· 우심실비대
· 수직심(vertical heart)
· 폐심성
· WPW 증후군

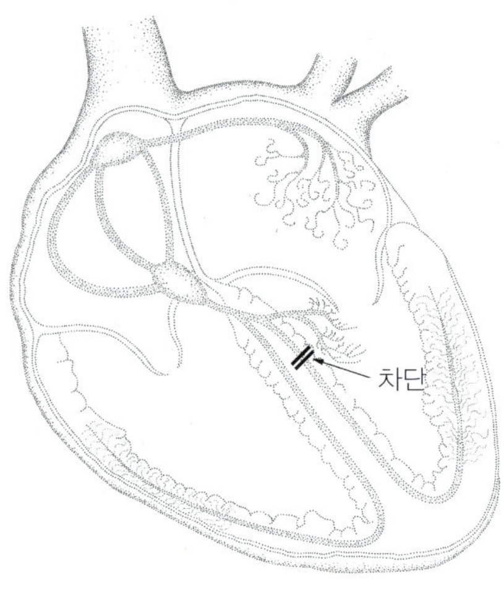

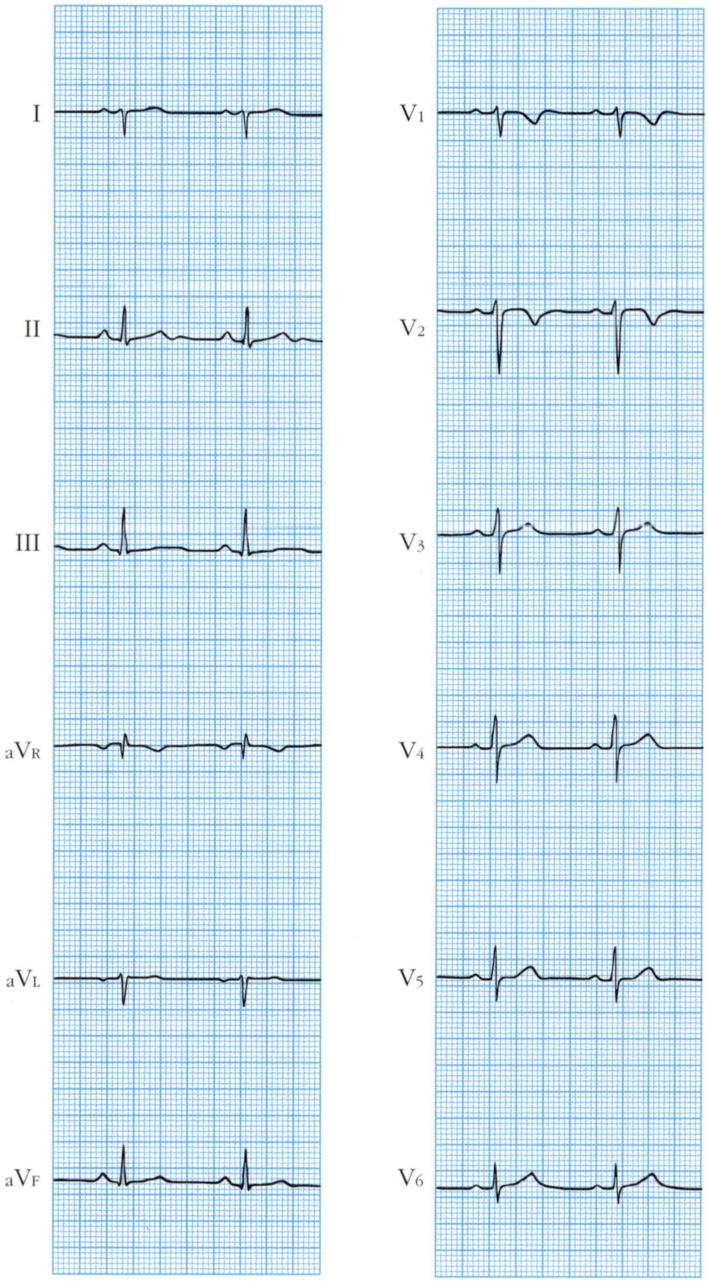

좌후섬유속차단

QRS파의 전기축은 약 120°의 뚜렷한 우축편위를 나타낸다. QRS파의 폭은 정상이다. 흉부 유도의 QRS파에 시계방향 회전이 보인다. 우심실비대를 나타내는 소견은 보이지 않는다.

11. 인공 심박동기(Pacemaker Rhythm)

인공 심박동기
pacemaker rhythm

인공 심박동기(pacemaker rhythm)는 전극을 직접 심근에 고정하고, 인공적인 전기 자극에 의해 심장을 수축시키는 장치이다.

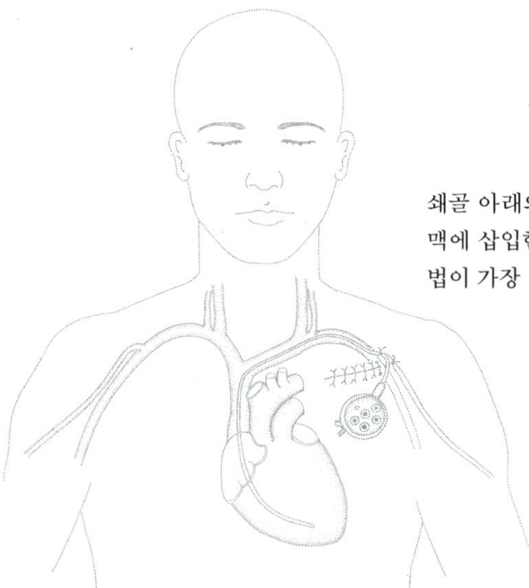

쇄골 아래의 피하에 인공 심박동기 본체를 넣고 카테터를 정맥에 삽입한다. 전극 선단을 심강 내에 삽입하여 고정하는 방법이 가장 일반적이다.

박동 모드

· 제1문자 = 자극부위를 나타낸다.
A: 심방 V: 심실 D: 심방과 심실
· 제2문자 = 감지부위를 나타낸다.
A: 심방 V: 심실 D: 심방과 심실
· 제3문자 = 제어방법을 나타낸다.
I: 억제형 T: 동기(트리거)형 D: 억제겸 동기형 O: 고정형
· 제4문자 = 프로그램 가변성을 나타낸다.
P: 2기능 M: 2기능 이상 R: 심박수식

※ 박동(pacing): 인공 심박동기로 심장을 자극하여 심장수축을 조정하는 것

AAI형

자극부위는 우심방(A), 감지부위는 우심방(A), 기구는 억제형(I)

P파에 선행하여 인공 심박동기 신호를 나타낸다. 심방자극에 의한 흥분이 심실에 정상으로 전도되고 QRS파를 만든다. QRS파의 형태는 동율동과 같다.

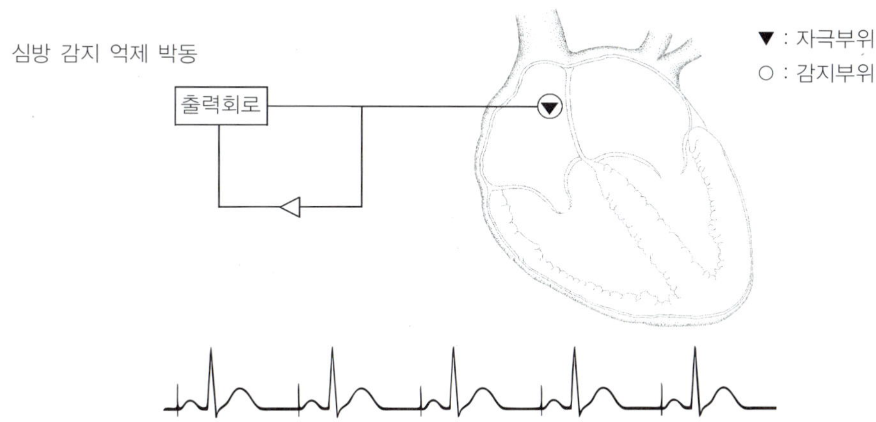

VVI형

우심실에서 자극(V), 우심실에서 감지(V), 억제형(I)

폭넓은 QRS파에 선행하여 인공 심박동기 신호가 나타낸다. 심실만이 규칙적으로 박동되고 P파와 QRS파는 서로 무관하다.

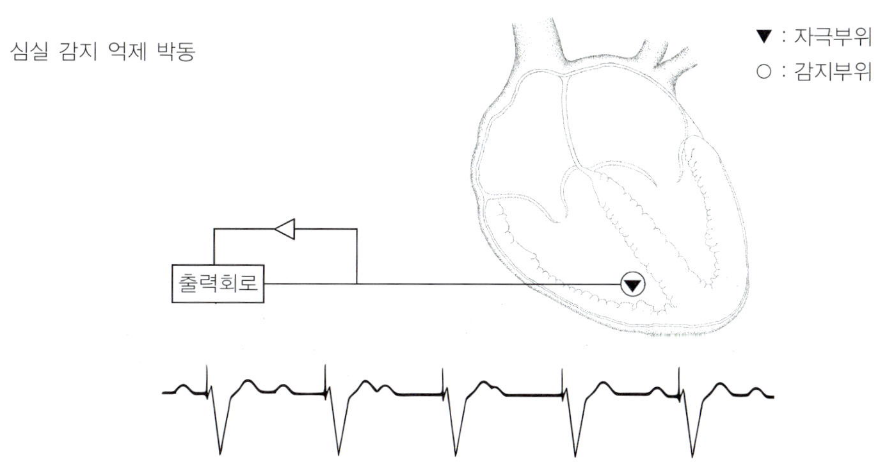

※ 감지(sensing): 인공 심박동기가 자기 심장의 수축을 감지하는 것

VDD형

우심실 자극(V), 우심방과 우심실 감지(D), 억제겸 동기형(D)

정상 P파를 감지하고, 심실만 자극한다. P-스파이크 간격이 일정.

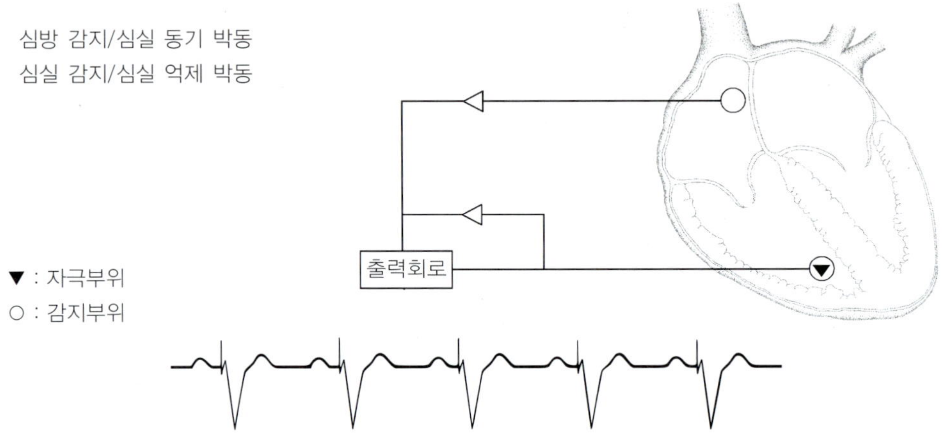

DDD형

우심방과 우심실에서 자극(D), 우심방과 우심실 감지(D), 억제겸 동기형(D)

심방 스파이크 신호에 이어서 P파가, 심실 스파이크 신호에 이어서 폭넓은 QRS파가 출현한다. 가장 생리적인 심박동기이다.

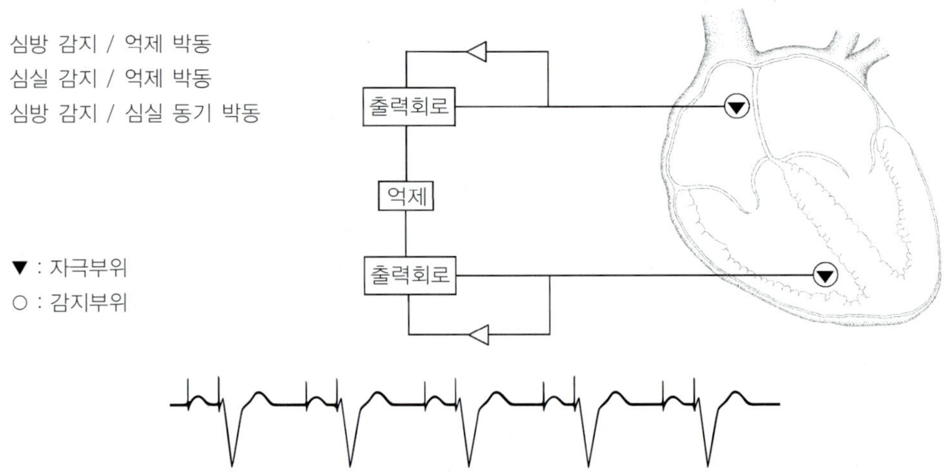

※ 언더 센싱(undersensing): 심박동기 감지 이상에 의해 먼저 출현한 자기의 QRS파를 인식하지 못하여 심박동기 자극이 나타나는 경우를 말한다.

판독 포인트

- 전기 자극에 의한 스파이크 신호
- 우심방 자극에서는 P파 직전에 스파이크가 보인다.
- 우심실 자극에서는 QRS파 직전에 스파이크가 보인다.
- 심박동기 오동작에 의한 부정맥 발생
- 박동 이상
  - 전지의 소모
  - 자극 역치의 상승
  - 기계 고장
- 감지 이상
  - 언더센싱: 가끔 심실 재분극기(T파 정상 부근)에 심박동기 자극이 출현하여 심실빈맥이나 심실세동이 발생할 수 있다.
  - 오버센싱

감별진단

- 완전 좌각 차단, 완전 방실 차단

임상에서 자주 사용되는 심박동기

AAI, AAIR, VVI, VVIR, DDD, DDDR 등

※ 오버센싱(oversensing): 심박동기 감지 이상에 의해 T파를 P파나 QRS파로서 인식하거나, 흉근에서 발생한 근전도를 P파나 QRS파로서 인식하여 심박동기 자극이 설정 시기에 출현하지 않는 경우를 말한다.

AAI형

P파 직전에 스파이크 신호가 관찰된다. 스파이크 후 QRS 발현 시간이 지연되고 있는데 이것은 자극에서 심방 반응까지에 시간이 걸리거나 동결절과는 다른 자극부위에서 방실 결절까지 가는 데 걸리는 전도 시간이 동율동 시의 전도 시간과는 차이가 있기 때문이다.

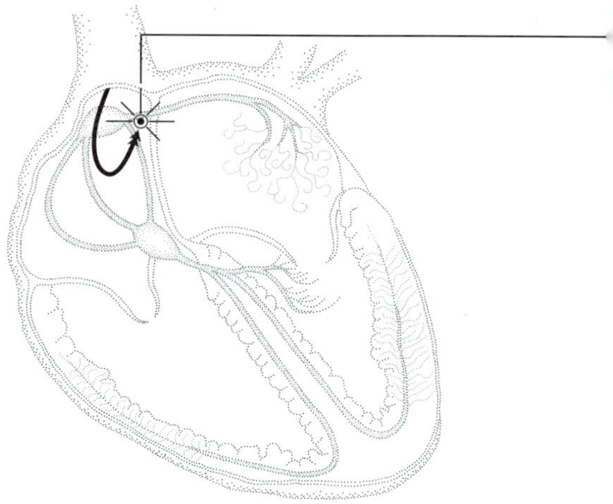

VDD형

폭넓은 QRS파 직전에 심박동기의 스파이크 신호를 보이고, P-스파이크 간격이 일정하다. 정상적인 P파를 자극, 심실만 박동시킨다.

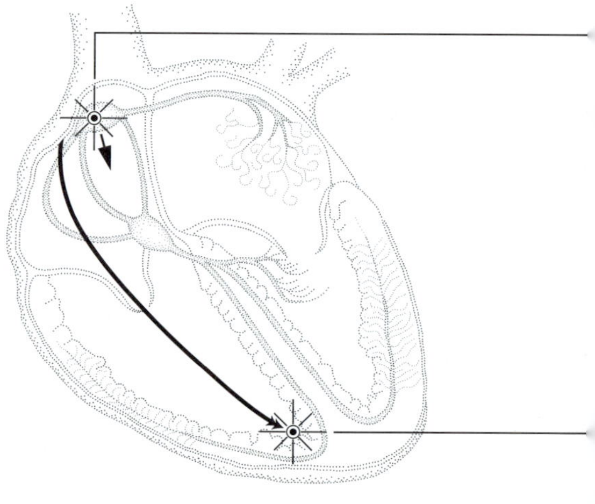

VVI형

심실만 규칙적으로 박동되고, 폭넓은 QRS파 직전에 인공 심박동기 스파이크 신호를 보인다. P파 대신에 f파를 보이지만, 심방 흥분과 심실 인공박동 신호는 서로 무관하다.

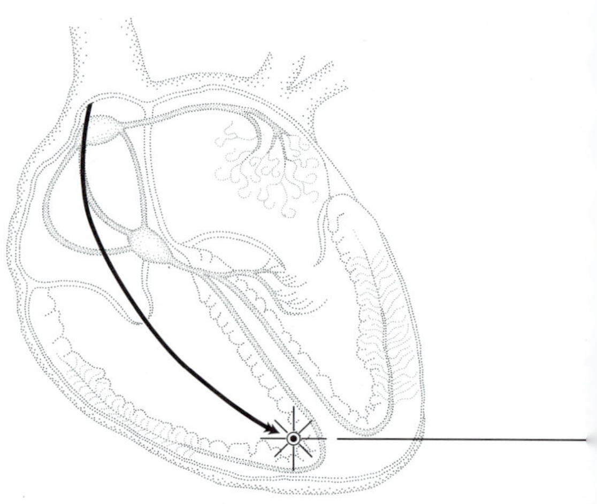

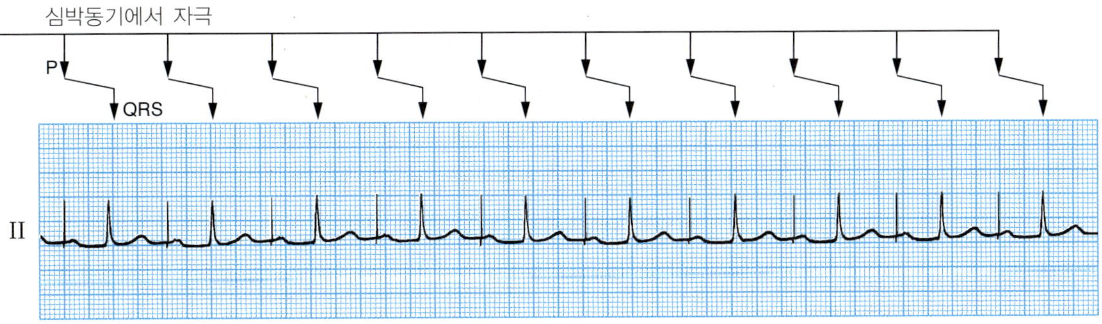
심박동기에서 자극
P
QRS
II

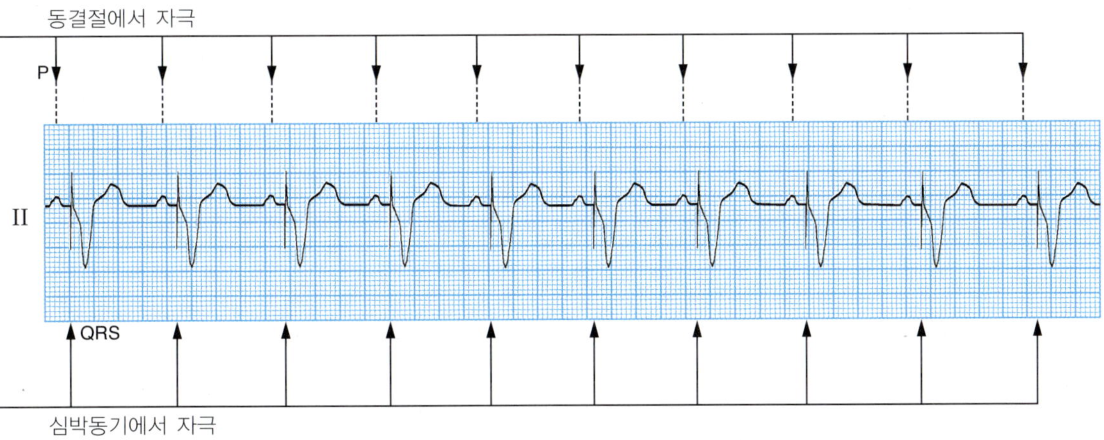
동결절에서 자극
P
II
QRS
심박동기에서 자극

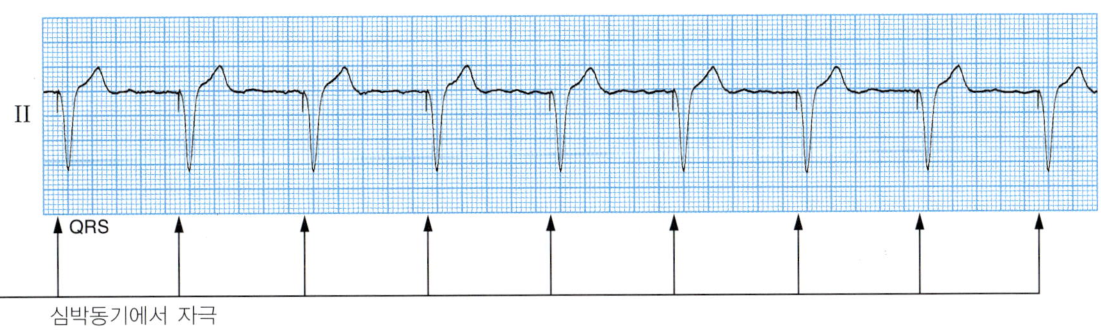
II
QRS
심박동기에서 자극

DDD형

P파, QRS파 직전에 인공 심박동기 스파이크 신호가 관찰된다. 심방, 심실과 함께 규칙적으로 박동되고 있다.

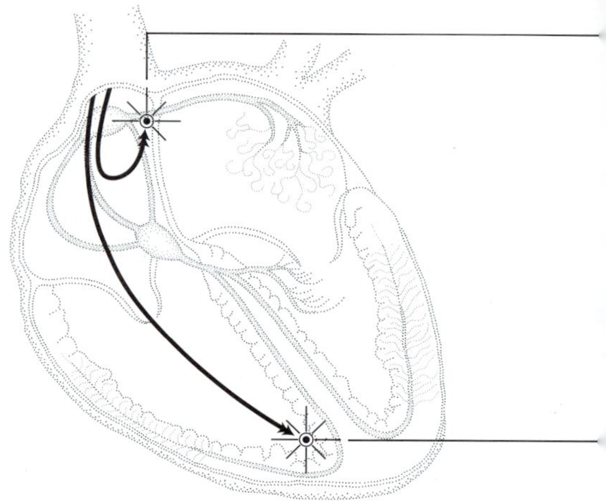

심박동 부전

4박째, 5박째의 자극 신호는 QRS파를 발생하지 못하므로 심박동 부전이다.

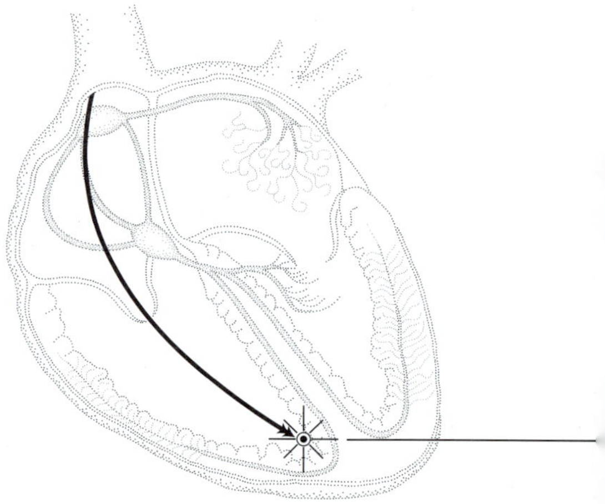

감지 부전

3박째는 심박동기의 심방 자극에 의한 P파, QRS파가 보인다. 이 QRS파를 감지하지 못하고 ST-T 분절에 심실 박동기 신호가 출현하고 있다. 4박째도 같다.

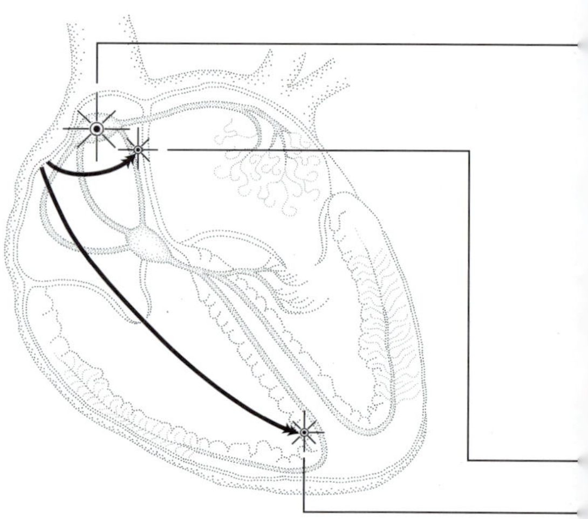

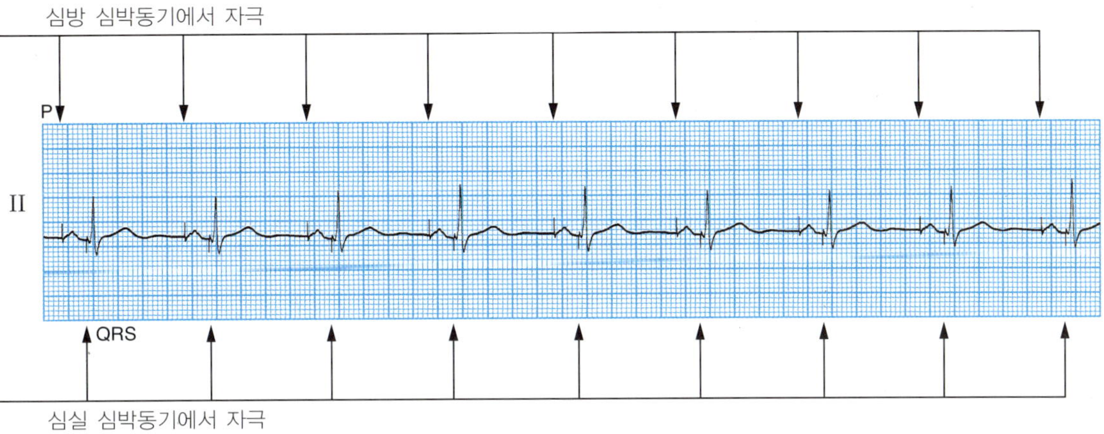
심방 심박동기에서 자극
P
II
QRS
심실 심박동기에서 자극

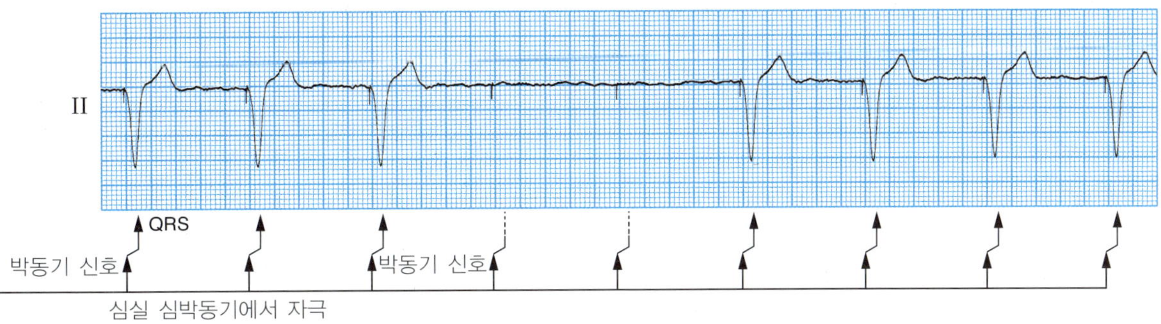
II
QRS
박동기 신호
박동기 신호
심실 심박동기에서 자극

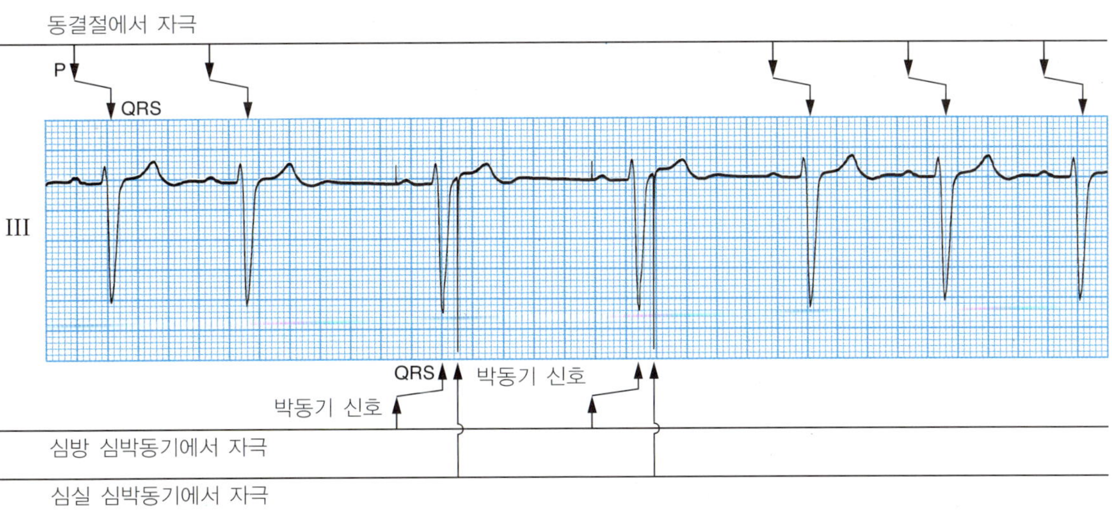
동결절에서 자극
P
QRS
III
QRS
박동기 신호
박동기 신호
심방 심박동기에서 자극
심실 심박동기에서 자극

좌심실 · 좌심방을 열고 바라본 심장 해부

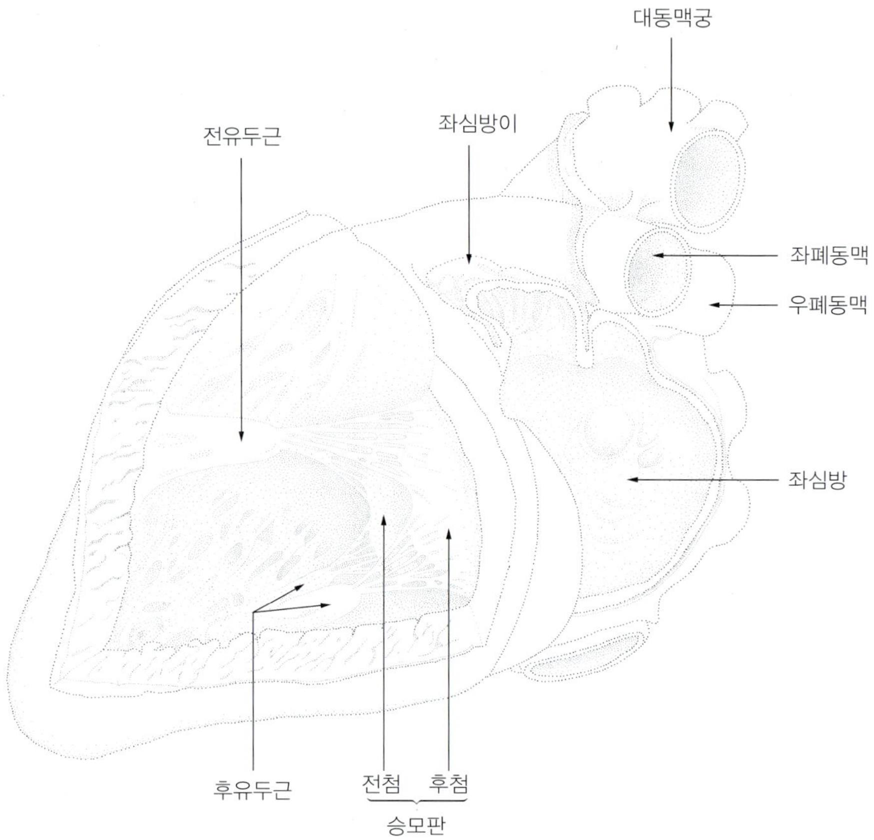

전유두근: anterior papillary muscle (APM)
후유두근: posterior papillary muscle (PPM)
좌폐동맥: left pulmonary artery (LPA)
우폐동맥: right pulmonary artery (RPA)
좌심방이: left atrial appendage (LAA)
좌심방: left atrium (LA)
승모판: mitral valve (MV)
전첨: anterior mitral leaflet (AML)
후첨: posterior mitral leaflet (PML)
대동맥궁: aortic arch (ARCH)

제 III 장

심비대

1. 심방비대(Atrial Hypertrophy)

우심방부하
right atrial overload

우심방에 압력이나 용량부하가 가해지고 우심방의 확장을 가져오는 질환에서 관찰된다. 우심방의 확장에 의해 그 전기력은 증대되고 P파의 진폭은 증가한다. P파의 폭은 정상범위 내(0.10초 이내)에 머문다.

판독 포인트

- II, III, aV_F 의 P파가 뾰족해지고, 또한 0.25mV 이상이 된다.
- V_1, V_2의 P파도 뾰족하게 높이가 높아진다.
- P파의 폭은 정상범위(0.10초 이내)에 머문다.
- 동율동 때에만 진단가능

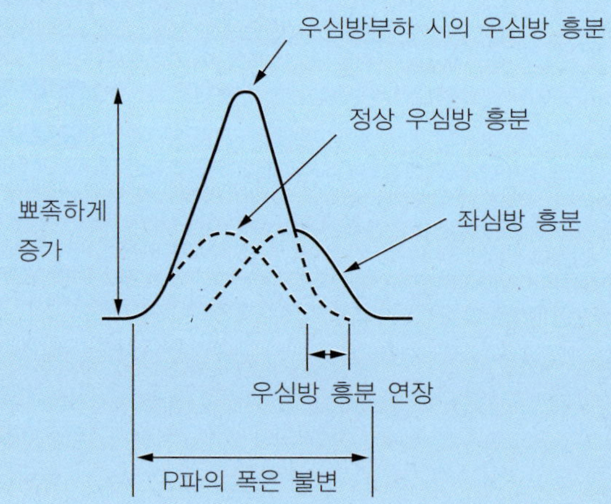

감별진단

- 좌심방부하
- 이소성 P파

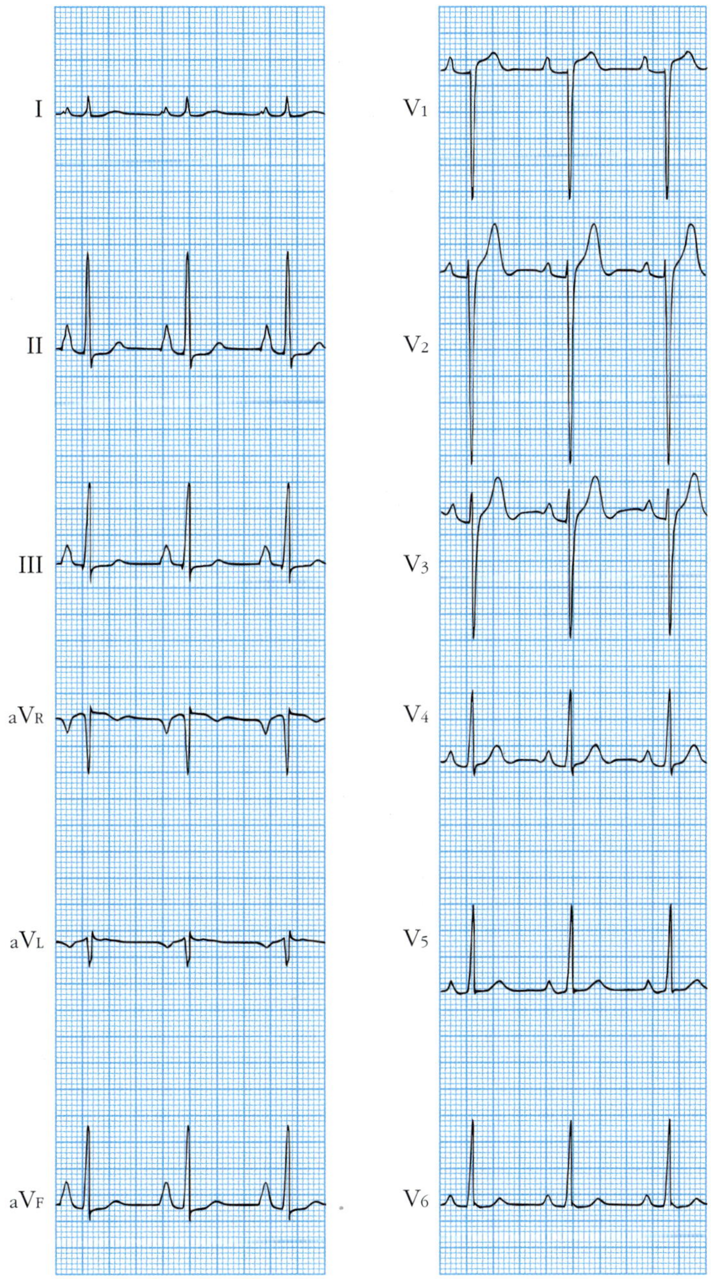

우심방부하

II, III, aVF, V1, V2에서 뾰족하게 높이가 높아진(II 유도에서 0.45mV) P파를 보인다. P파의 폭은 0.10초로 정상범위이다.

좌심방부하
left atrial overload

좌심방 확장을 가져오는 질환에서 관찰된다. 좌심방은 우심방보다 흥분속도가 늦기 때문에 P파 간격이 연장되고 폭은 넓어진다.

판독 포인트

· P파의 폭은 0.10초 이상
· Ⅰ, Ⅱ의 P파는 2개의 봉우리 모양으로 후반 부분이 크다.
· V_1의 P파는 양성과 음성 형태로 후반의 음성 부분이 폭넓고 깊다.

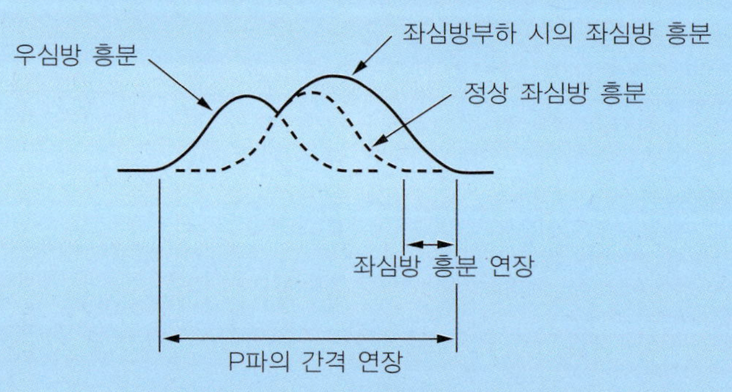

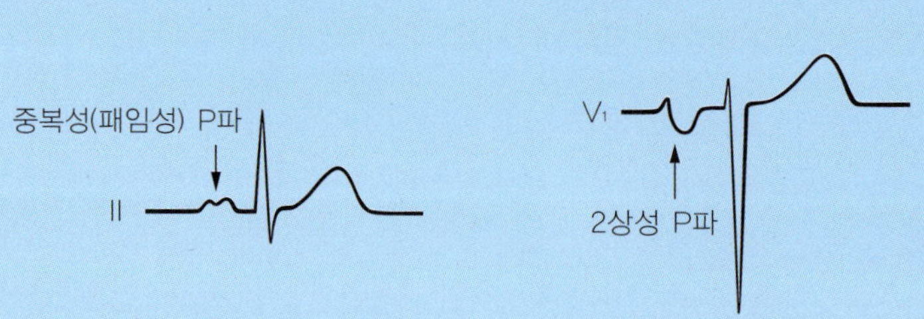

감별진단

· 우심방부하
· 심방내 전도장애

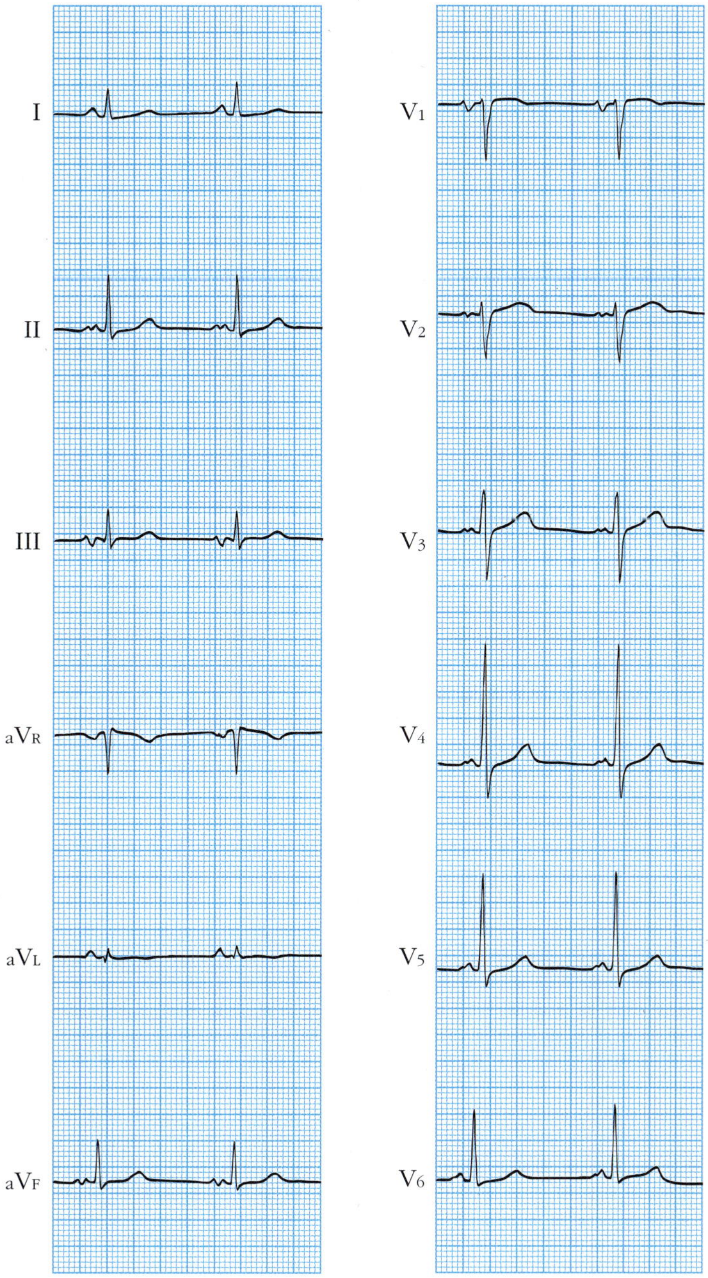

좌심방부하

II 유도 P파는 중복성을 나타내며, 그 폭은 0.14초로 넓다. V1에 있어서 P파는 2상성으로, 후반의 음성 부분이 폭넓고 깊다.

2. 심실비대(Ventricular Hypertrophy)

좌심실비대
left ventricular hypertrophy

좌심실비대(left ventricular hypertrophy)의 전기력은 좌심실측을 향하므로 좌심실측에 있는 유도 V_5, V_6에서는 R파가 높아지고 QRS파 폭이 넓어진다. 반대측의 유도 V_1, V_2에서는 S파가 깊어진다. 심전도 상의 좌심실비대의 정도와 형태학 상의 좌심실비대의 정도는 반드시 비례하지 않으므로 신중하게 진단할 필요가 있다.

판독 포인트

- $V_5(V_6)$의 R파 높이 > 2.6mV
- $RV_5(V_6) + SV_1 \geq 4.0$mV
- aV_L의 R파 ≧ 1.2mV
- aV_F의 R파 > 2.0mV
- R Ⅰ + SⅢ ≧ 2.5mV
- VAT ≧ 0.05초
- QRS파의 전기축은 좌축편위 경향
- 좌심실의 압력 부하
  좌측 유도 ST-T의 음전화
- 좌심실의 용적 부하
  T파의 높이 증가

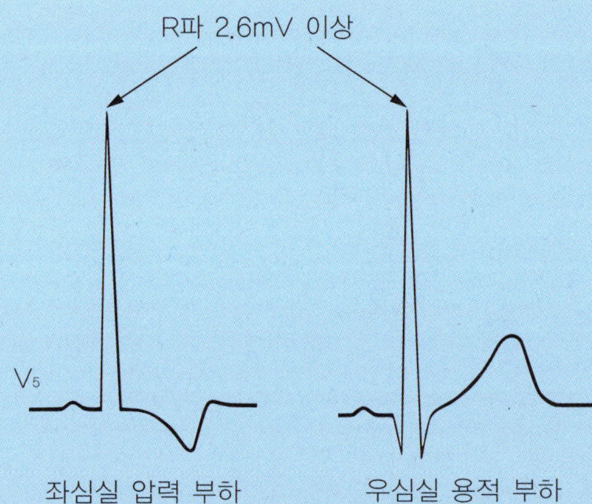

감별진단

- 고전위차 … 마른 체형
  젊은 사람
- ST-T의 변화 … 심근의 허혈
  전해질 이상

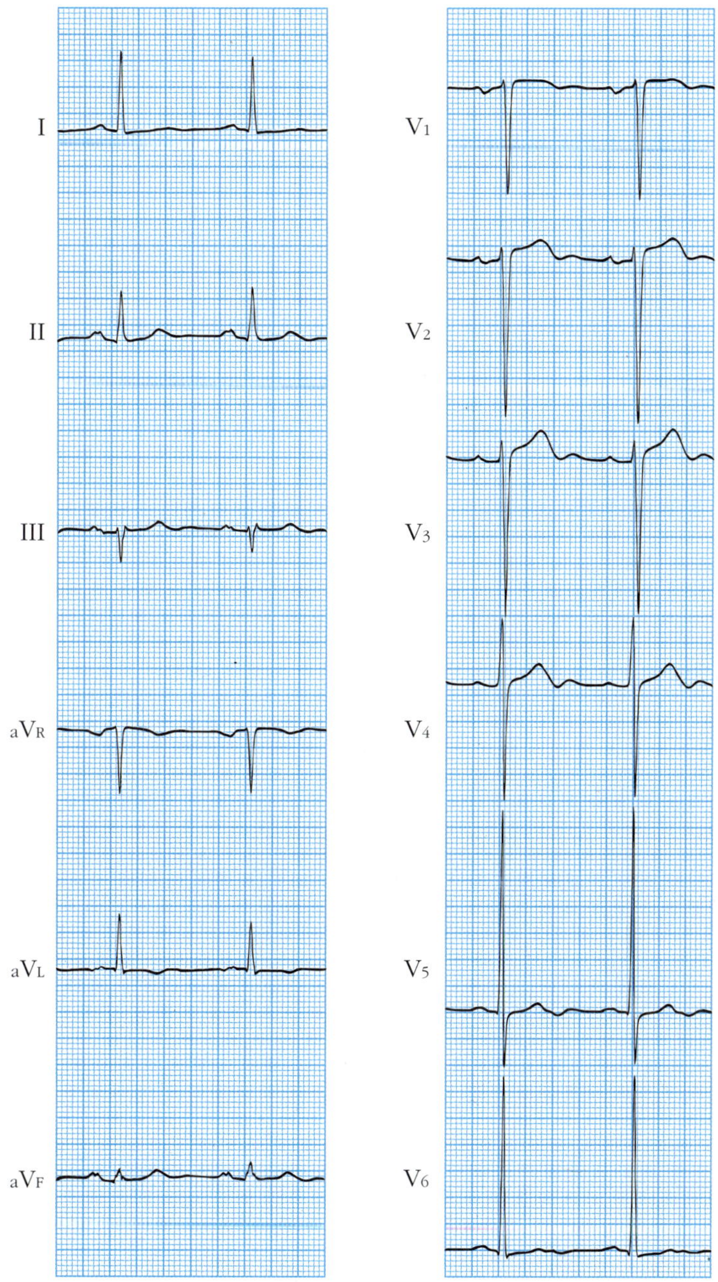

좌심실비대

V_5의 R파는 3.7mV, V_1의 S파는 2.1mV($RV_5 + SV_1 = 5.8$mV)로 뚜렷한 고전위차를 보인다.

우심실비대
right ventricular hypertrophy

생후부터 소아까지는 생리적으로 우심실비대(right ventricular hypertrophy)의 심전도 소견을 보이고 성장과 함께 좌심실 우세의 정상 소견을 보인다. 건강한 성인에서는 좌심실 전기력이 항상 우세하므로 우심실비대가 어느 정도 이상 진행되지 않으면 심전도에 나타나지 않는다.

판독 포인트

- V_1 R파 ≧ 0.7mV
- V_1 R/S비 > 1.0
- QRS파 전기축은 우축편위 ≧ 110˚
- V_1의 VAT ≧ 0.04초
- V_1, V_2 스트레인형 ST-T 변화
- 용량 부하
  V_1의 QRS파 rsR′ 형(불완전 우각 차단형)

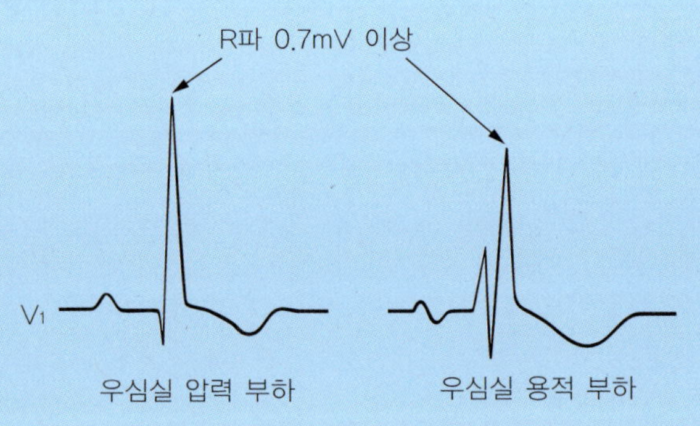

감별진단

- V_1의 R파 증가 … 정상
  심근증
  후벽경색
  완전 우각 차단
- 우축편위 ………… 정상 젊은 사람
  수직심

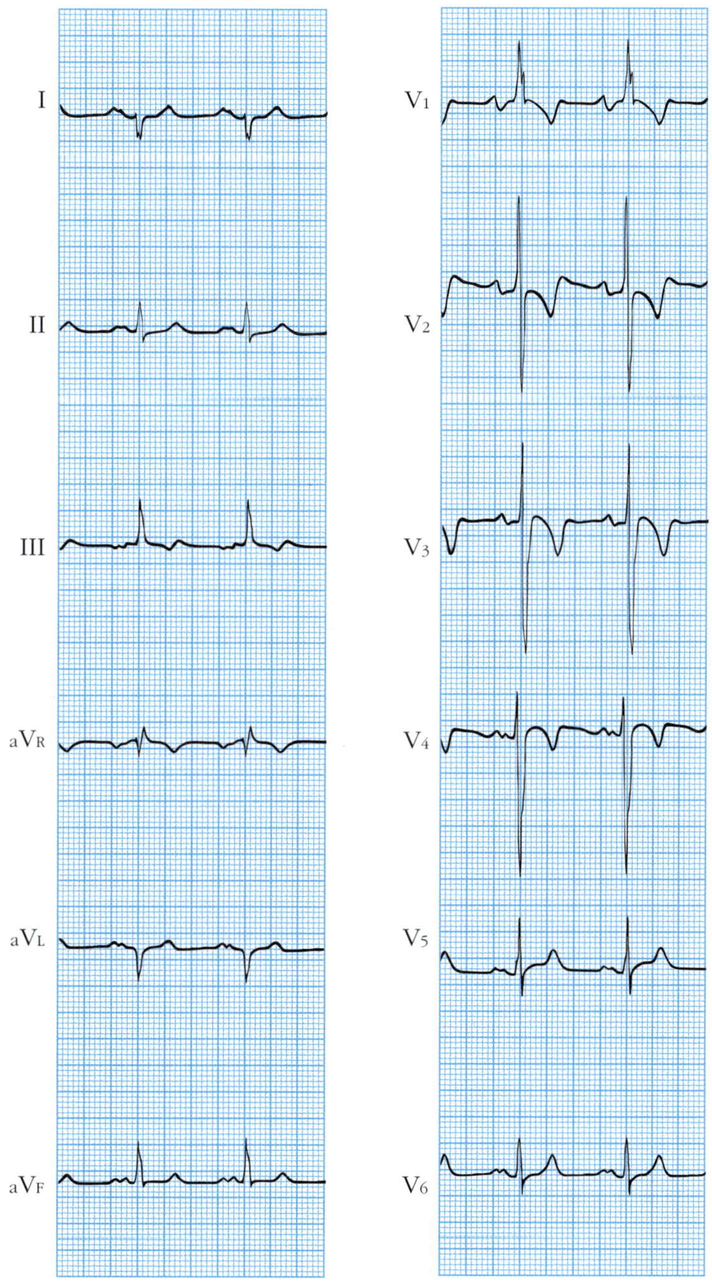

우심실비대

V_1의 R파는 1.1mV, QRS파의 전기축은 +150°로 우축편위이고 우심실비대로 생각된다. P파는 좌심방부하 소견을 나타내고 있다.

양심실비대
biventricular hypertrophy

좌심실비대와 우심실비대의 소견이 동시에 관찰될 때 진단한다. QRS파는 우심실, 좌심실 전기력의 평균적인 벡터 크기에 의해 규정되므로, 일반적으로 좌심실 비대가 우세한 경우는 그 진단이 어렵다. 한편 우심실비대가 우세하고 우측 흉부 유도의 QRS파 전기력이 크고 좌측 흉부 유도의 QRS파 고전위차가 보이면 양심실비대(biventricular hypertrophy)의 진단이 가능하다.

판독 포인트

- 좌심실비대의 기준 + 우심실비대의 기준
- $V_5(V_6)$의 R파 > 2.6mV, V_1의 R파 ≧ 0.7mV
- $RV_5(V_6)$ + SV_1 ≧ 4.0mV, R Ⅰ + S Ⅲ ≧ 2.5mV
- aV_L의 R파 ≧ 1.2mV, aVF 의 R파 > 2.0mV
- V_1의 R/S비 > 1.0
- V_1, V_2, V_5, V_6의 ST-T 음전화
- QRS파 전기축은 우축편위 경향(90° 이상)
- VAT ≧ 0.05초

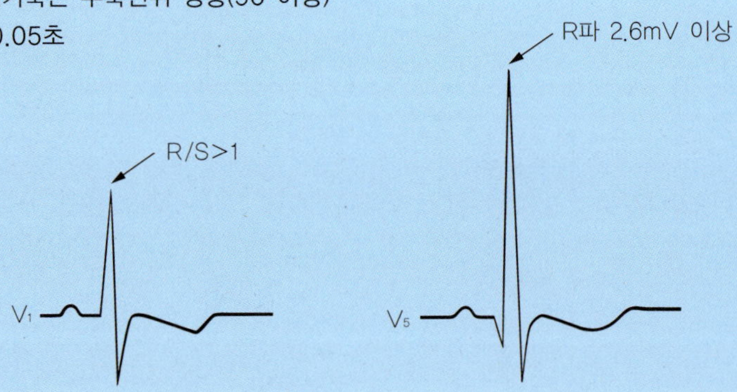

감별진단

- 심실내 전도장애
- 좌심실비대를 수반하는 우각 차단

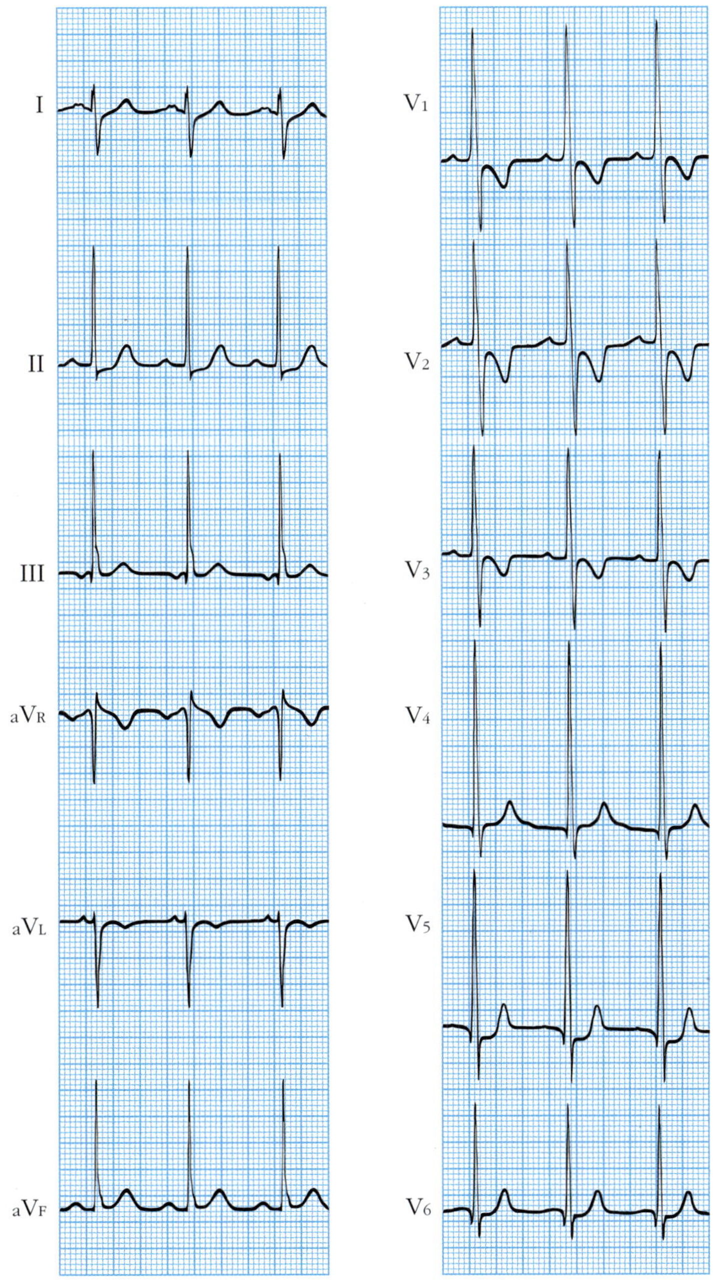

1mV = 10mm　　1mV = 5mm

양심실비대

QRS파의 전기축은 95°로 가벼운 우축편위를 나타내고 있다. V_1의 R파는 5.0mV, S파가 2.6mV이고, V_5의 R파는 6.0mV이다. V_5 및 V_6 유도에서 ST 저하가 보인다.

전상방에서 바라본 심장 해부

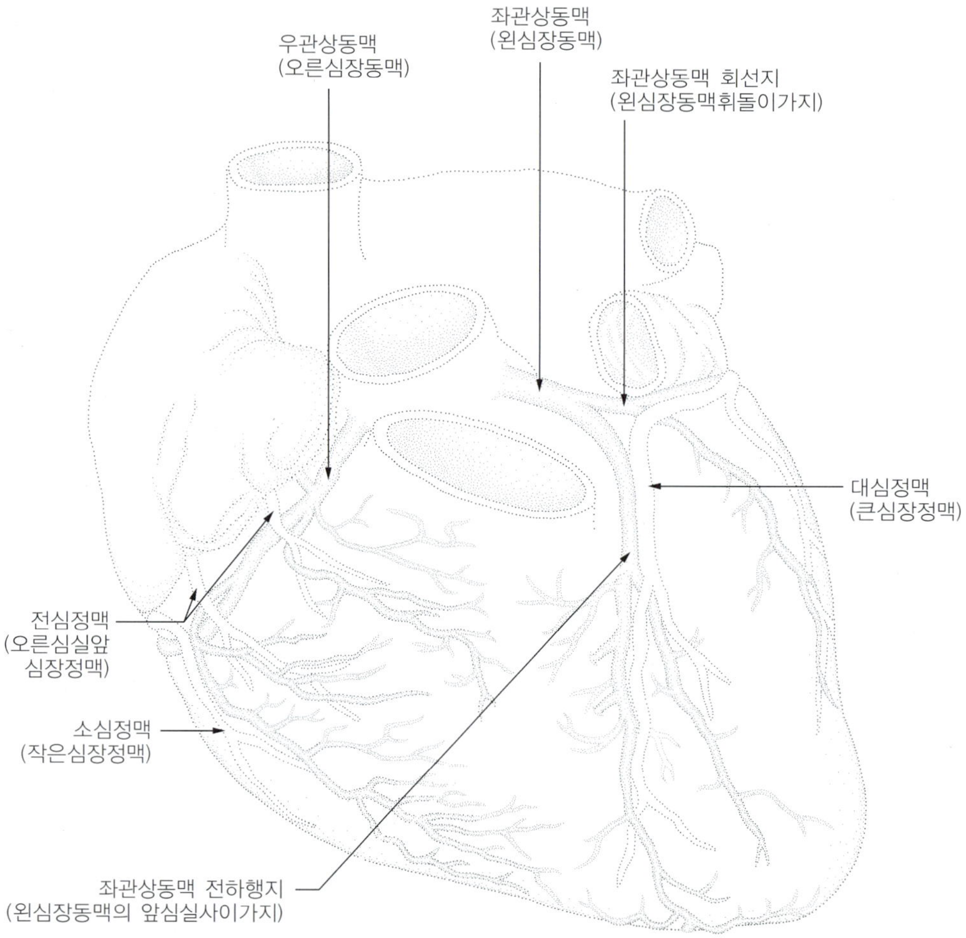

전심정맥: anterior cardiac vein (ACV)

대심정맥: great cardiac vein (GCV)

소심정맥: small cardiac vein (SCV)

우관상동맥: right coronary artery (RCA)

좌관상동맥: left coronary artery (LCA)

좌관상동맥 회선지: left circumflex branch (LCX)

좌관상동맥 전하행지(좌전하행지): left anterior descending branch (LAD)

제 IV 장

협심증과 심근경색

1. 협심증(Angina Pectoris)

협심증의 기전과 분류

협심증(angina pectoris)은 심근에 혈액 공급이 부족하여 일시적으로 일어나는 발작성 흉통을 특징으로 하는 증후군이다.

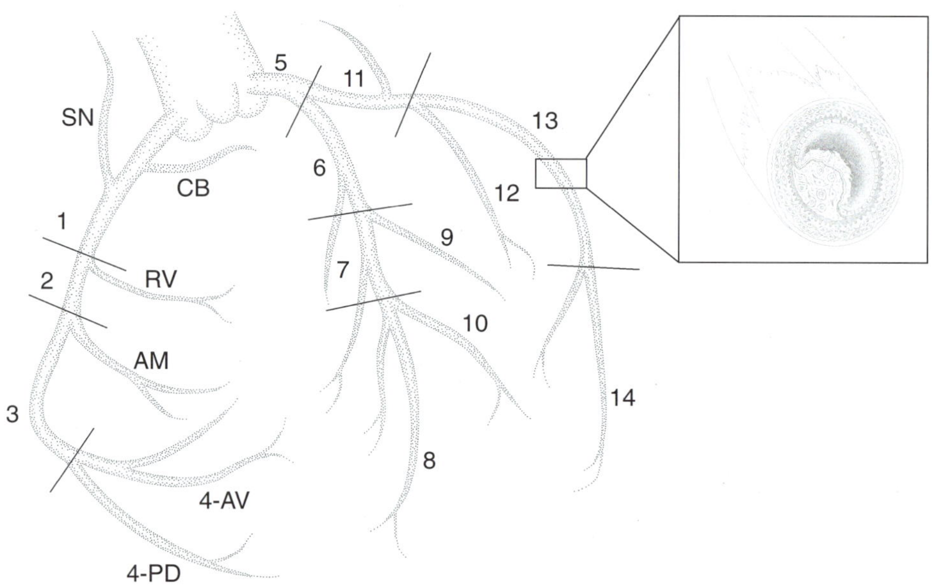

동맥경화에 의한 관상동맥(심장동맥)의 협착과 구역 분류

1: 우관상동맥(근위부)	2: 우관상동맥(중간부)	3: 우관상동맥(원위부)
4-PD: 후하행지, 4-AV: 방실지	5: 좌주간부관상동맥	6: 좌전하행지(근위부)
7: 좌전하행지(중간부)	8: 좌전하행지(원위부)	9: 제 1대각지
10: 제 2대각지	11: 좌외선지(근위부)	12: 둔각변연동맥
13: 좌회선지(원위부)	14: 후측벽지	SN: 동방결절지
CB: 원추지	RV: 우심실지	AM: 예각모서리동맥

협심증의 분류

· 운동 협심증: 운동에 의해 허혈발작이 유발된다.
· 안정 협심증: 심근의 산소 소비량의 증대와 관계없이, 안정 시에 흉통이 발생한다. 이 중에서 특별히 야간부터 이른 새벽에 발생하고 ST 상승을 수반하는 경우를 이형 협심증(variant angina)이라고 한다.

관상동맥의 혈액 순환

좌심실 내의 혈류는 수축기에 대동맥으로 구출되고 확장기에 대동맥에서 분지하는 관상동맥으로 유입된다. 관상동맥 말초부는 심장외막면을 주행하는 두터운 관상동맥에서 분지하여 심외막면에서 내막면을 향하여 심근을 횡단하고 심실벽 내부에 촘촘하게 파고들어 이들 부분에 혈액을 공급하고 있다. 따라서 관류량의 감소에 의한 허혈은 심내막 근위층에서 일어나기 쉽다. 또한 심실근층이 두터운 좌심실벽은 우심실벽에 비해 허혈변화를 일으키기 쉽다.

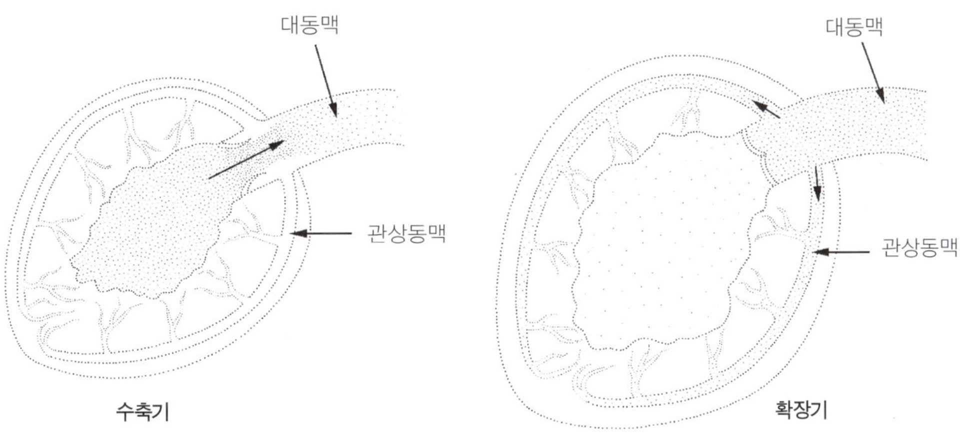

관상동맥의 혈액 관류

관상동맥 협착에 의한 ST 저하 기전

관상동맥이 협착되면 안정 시에는 수요와 공급의 균형이 맞추어져 있지만 운동이나 정신적 흥분에 의해 심박수가 증가하고 심근의 산소 소비량이 증가하면 허혈 상태가 된다. 허혈은 심내막측에 일어나고 장애 전류를 발생시킨다. 장애부에서 정상 심근에 장애 전류가 흐르고 전극은 향해오는 (+) 전위(장애 전류)를 받고 기선(基線)은 장애 전류 전위부만큼 상방향으로 흔들린다. 심근이 탈분극한 직후(ST분절)는 불응기로 장애 전류도 발생하지 않는다. 이 때문에 ST분절은 외견상 저하되어 보인다.

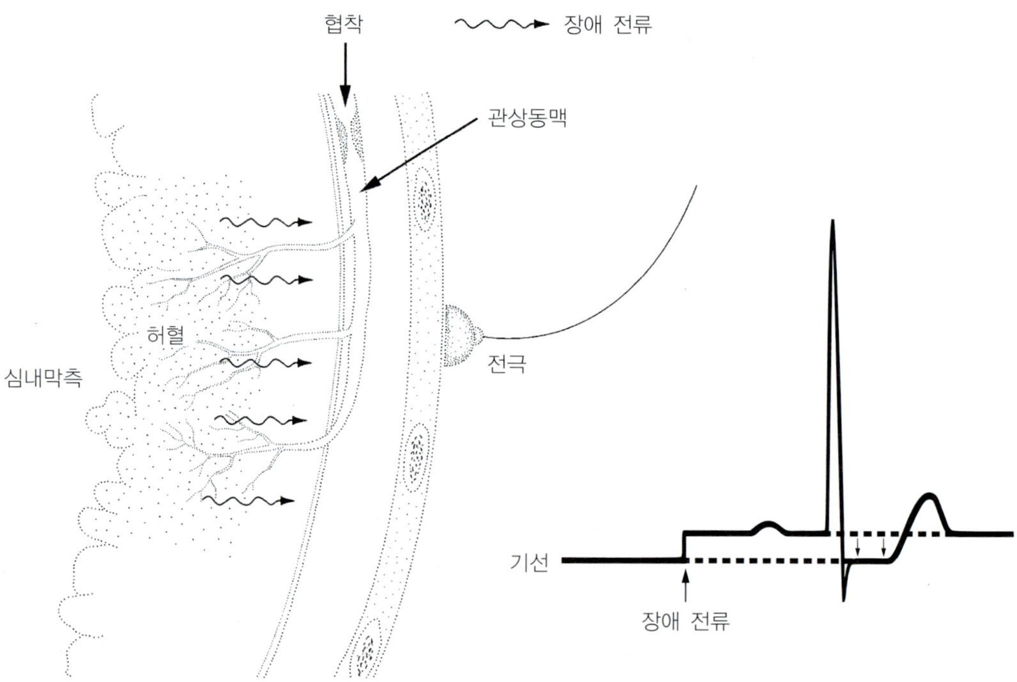

관상동맥 협착에 의한 ST 저하

연축성 협심증(이형 협심증)에 의한 ST 상승 기전

관상동맥의 연축에 의해 일시적으로 관상동맥의 혈류가 차단될 수 있다. 이 때문에 심근의 허혈은 관상동맥이 영양을 공급하고 있는 심근 전체에 미치고 이 때 발생하는 장애 전류는 허혈에 의한 장애 부분보다 정상 심근을 향해 흐른다. 전극은 멀어지는 (−) 전위(장애 전류)를 받고, 기선은 장애 전류의 전위분만큼 아래방향으로 흔들린다. 심근이 탈분극한 직후(ST분절)는 불응기로 장애 전류도 발생하지 않는다. 이 때문에 ST분절은 외견상, 상승하여 보인다.

관상동맥 연축에 의해 안정 시에 ST 상승을 수반하며 허혈 발작을 일으키는 질병을 이형 협심증이라고 한다.

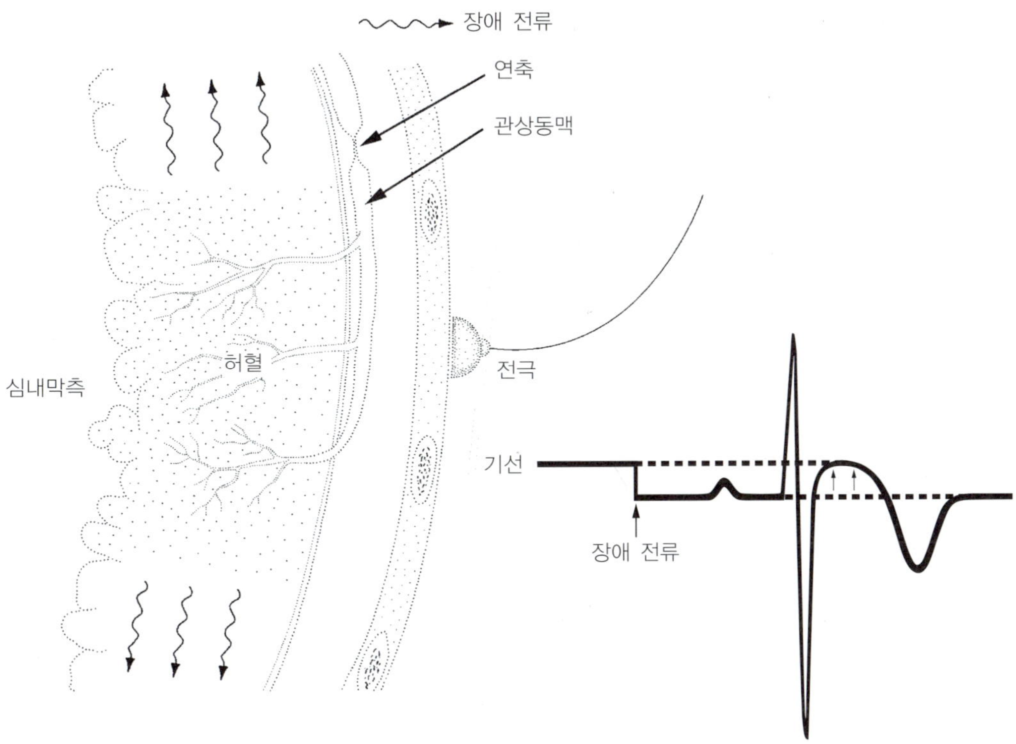

관상동맥 연축에 의한 ST 상승

운동 협심증
effort angina

운동 협심증(effort angina)은 육체적 운동 및 정신적 흥분에 의해 심근 허혈이 발생하고 흉통을 일으키는 질환이다.

판독 포인트

- 협심증 발작 시 ST 저하(aV_R에서는 ST 상승), 음성 T파
- ST 저하부위를 사용하여 관상동맥 병변부위를 추정하는 것은 정확하지 않는 경우가 많다.
- 니트로글리세린의 설하 투여에 의해, ST 저하가 개선되기도 한다.

ST 저하의 형태 분류

ST 저하의 형태에 있어 S형, H형은 허혈 소견으로서의 가치가 크다. J형은 빈맥에 수반되어 보이는 수가 많다.

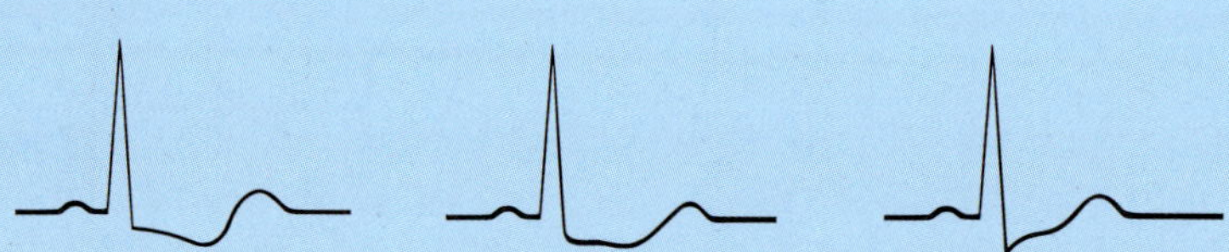

S형(하행 저하) H형(수평 저하) J형(접합부 저하)

감별진단

- 급성 심근경색
- 디지탈리스(Digitalis) 효과

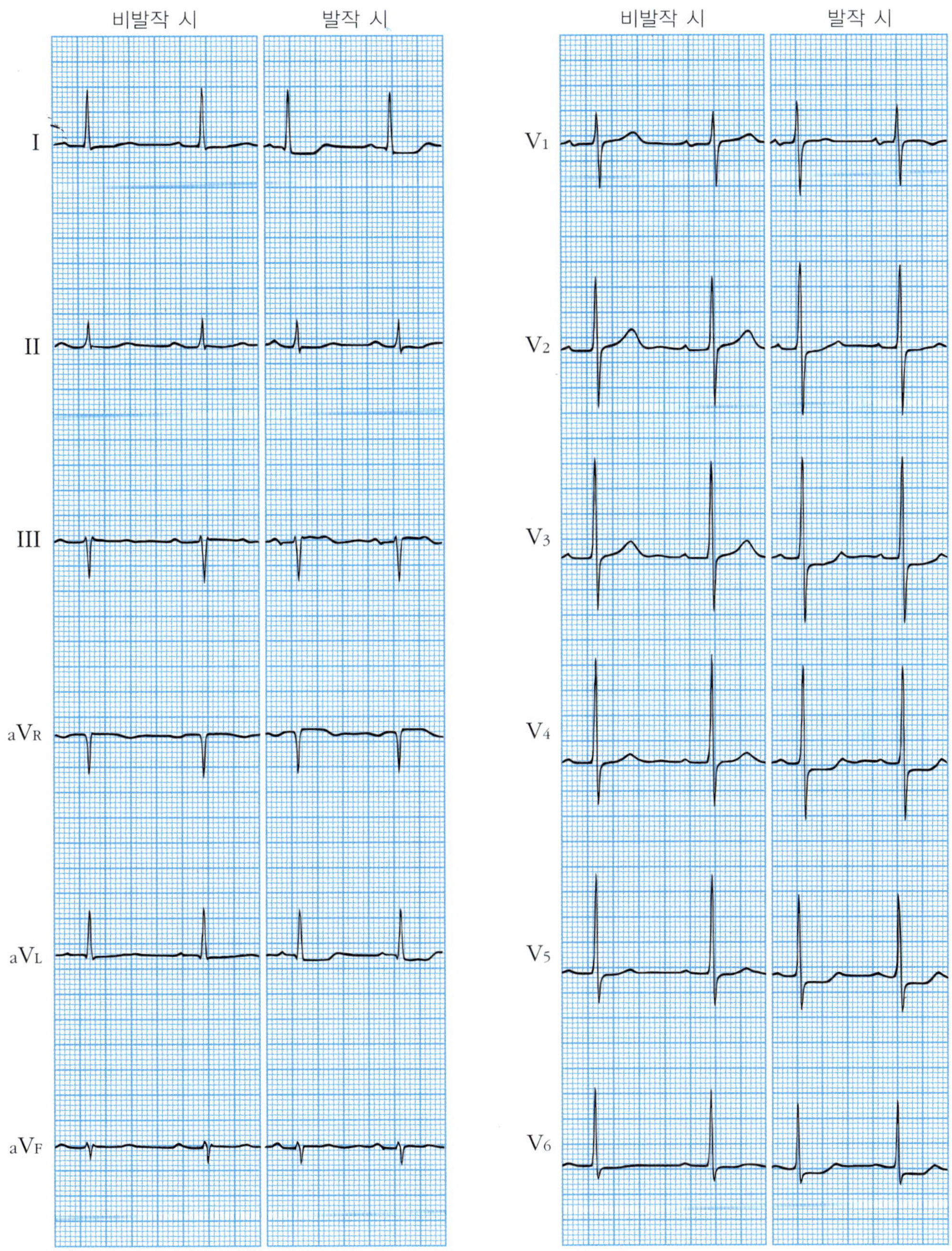

협심증 (발작 시)

심전도 기록 시 우연히 협심증 발작을 시사하는 흉통을 호소하였다. 발작 시의 심전도에서는 I, aV_L, V_2, V_3, V_4, V_5, V_6에서 ST 저하를 보인다.

운동부하 검사

협심증은 비발작 시나 안정 시에 ST-T 변화가 나타나지 않는 경우가 많고 발작 중에 심전도를 기록하는 것이 항상 가능하지는 않다. 그래서 심근 허혈을 인위적으로 유발하여 협심증을 진단하기 위해 운동부하 검사를 시행할 수 있다.

운동부하 심전도의 ST 저하 양성 기준

· 하강형, 수평형 ST 저하: J점에서 0.08초 부분에서 1mm(0.1mV) 이상의 ST 저하
· 접합형 ST 저하: J점에서 0.08초 부분에서 2mm(0.2mV) 이상의 ST 저하

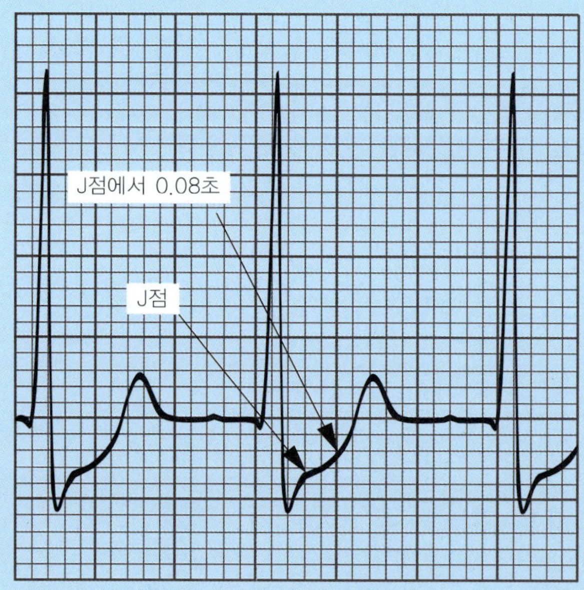

ST 저하를 평가하는 위치

※ J점: QRS파의 종료점을 J점이라 부른다.

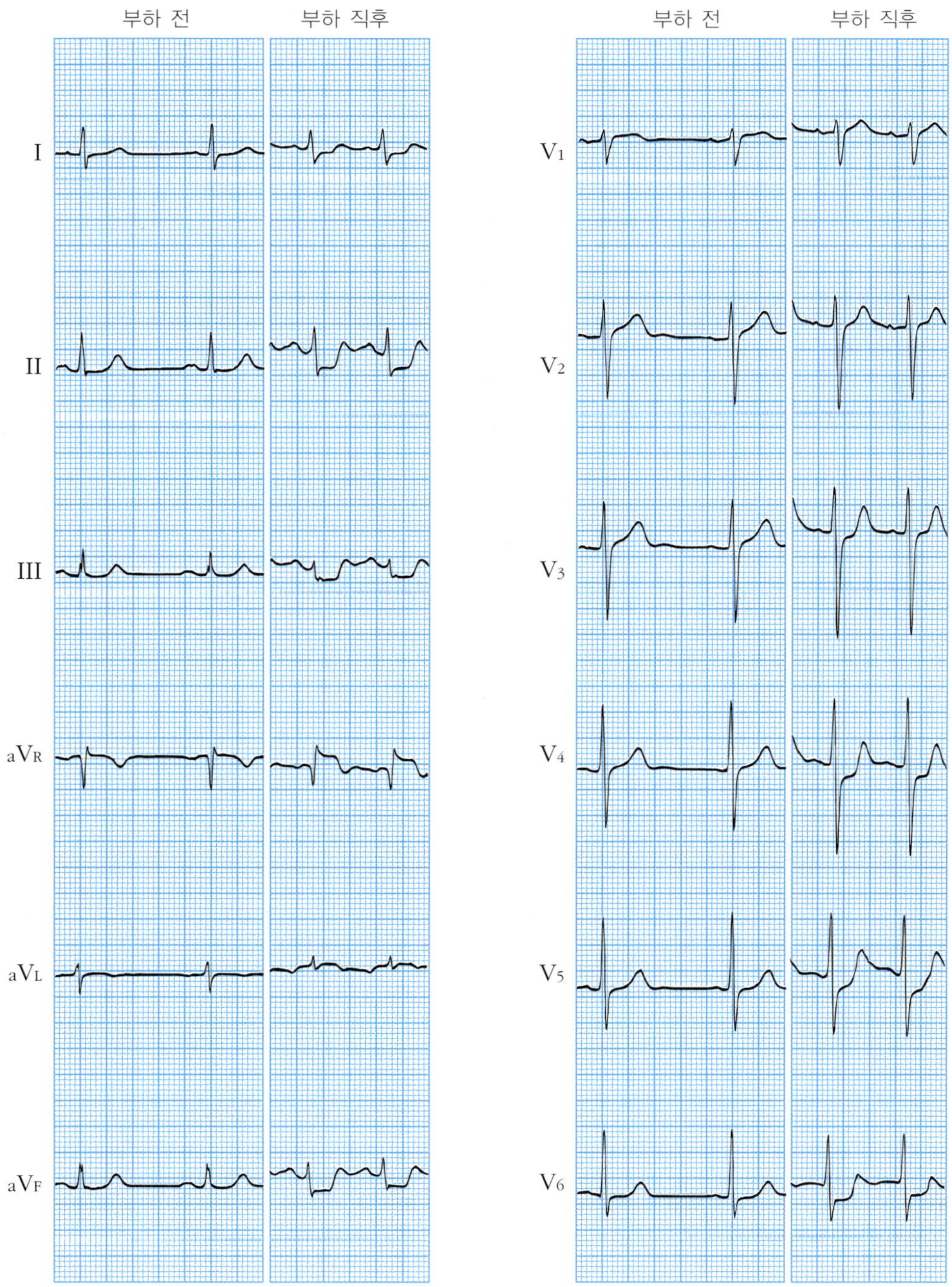

협심증 (부하심전도)

Master 2단계 시험 예. 부하 직후에 I, II, III, aVF, V3, V4, V5, V6에 뚜렷한 ST 하강을 보인다. aVR은 뚜렷한 ST 상승을 보인다.

이형 협심증
variant angina

이형 협심증(variant angina)은 관상동맥의 수축에 의해 일어나고 수축한 관상동맥 관류영역의 심근 전층에 허혈이 발생한다.

판독 포인트

- ST 상승
- T파의 높이 증가, 첨예화, 음성 T파를 수반하는 경우가 있다.
- ST 상승은 관상동맥의 관류 영역에 일치한다.
- 관상동맥의 관류영역에 일치하는 유도에 대하여, 반대측 유도에서는 ST 저하를 보인다.

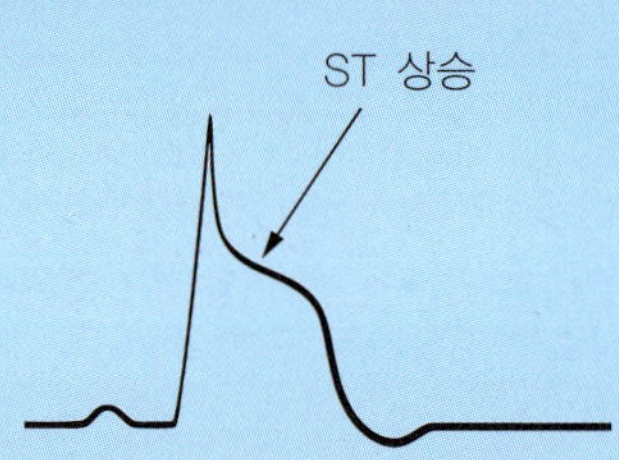

감별진단

- 급성기 심근경색
- 급성 심막염

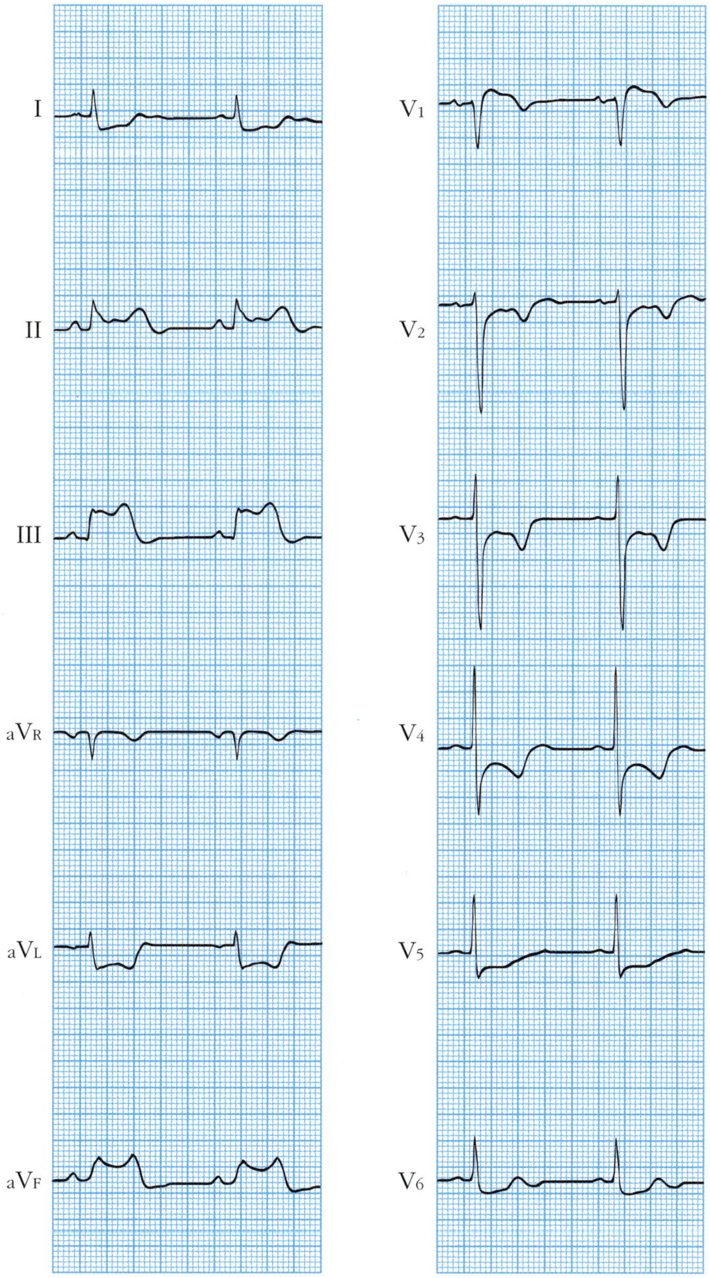

이형 협심증

흉통 시 심전도이다. II, III, aVF에서 ST 상승을 보인다. I, aVL, V2, V3, V4, V5, V6에서는 ST 저하를 보인다.

2. 심근경색(Myocardial Infarction)

심근경색
myocardial infarction

심근경색(myocardial infarction)은 관상동맥이 폐색되어 혈액의 순환이 막히고 그 관류 영역 심근에 괴사가 일어난 상태이다. 심전도는 심근경색 발병 후 시간적 경과와 함께 특징적인 변화를 나타낸다.

판독 포인트

· ST 상승
· 이상 Q파
· 음성 T파

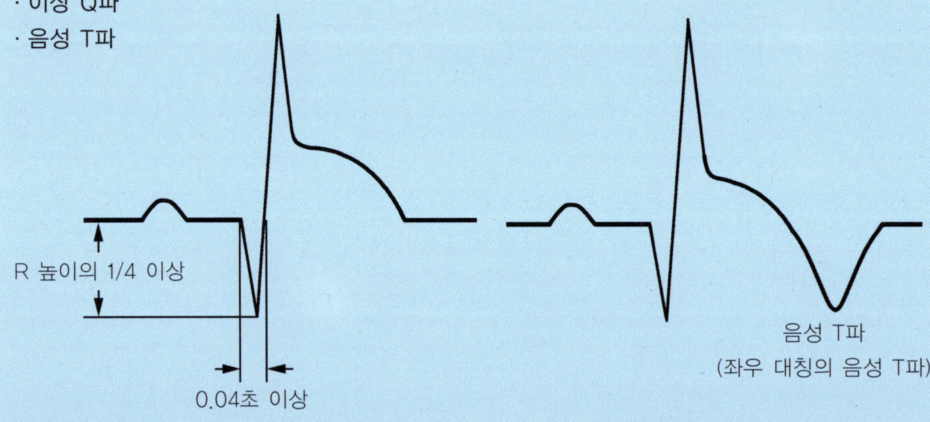

이상 Q파의 조건 **음성 T파**

감별진단

· 급성 심막염

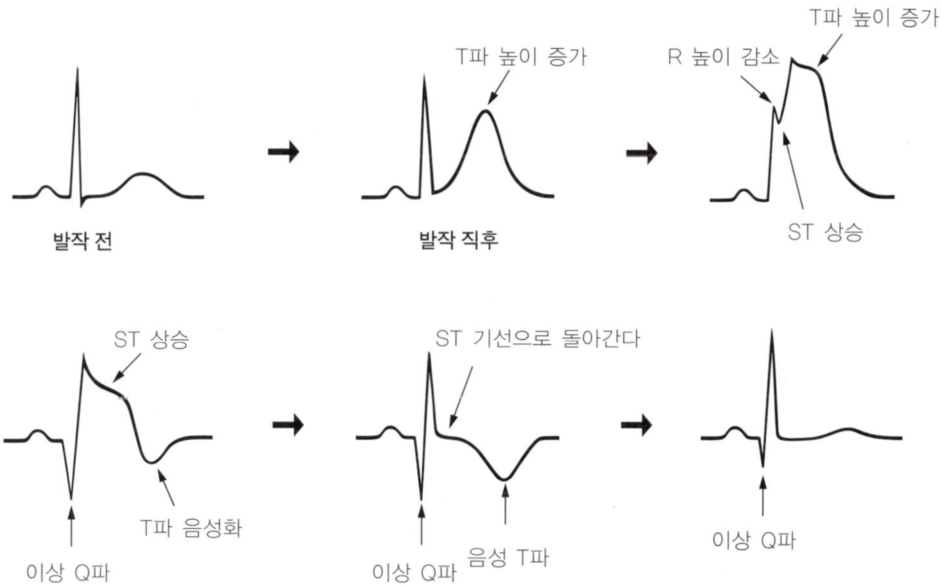

심근경색의 심전도 변화

심근경색은 만성기가 되면 이상 Q파는 나타나지만 ST분절은 기선으로 돌아가고, 음성 T파가 얕게 되어 양전화 한다. 때로는 만성기에서 증상도 없이 ST분절의 상승이 지속적으로 나타날 때는 심실류(ventricular aneurysm) 형성을 의심할 수 있다.

심근경색의 부위와 이상 Q파의 관계

	I	II	III	aVR	aVL	aVF	V1	V2	V3	V4	V5	V6	V3R	V4R
전벽중격							+	+	+	(+)				
광범위 전벽	+				+		+	+	+	+	+	+		
측벽	+				+						+	+		
하벽		+	+			+								
후벽														
우심실							(+)						+	+

심근경색에 있어서 ST 상승 기전

관상동맥의 폐색에 의해 혈류가 정지한다. 이 때문에 심근의 허혈은 관상동맥 분지에 위치한 심근 전층에 영향을 미친다. 손상 심근부위에서 이상 전류가 흐른다. 전극은 (−)전위를 받고 기선은 장애 전류분만큼 아래방향으로 내려간다. 심근이 탈분극한 직후(ST분절)는 불응기로 장애 전류도 발생하지 않는다. 이 때문에 기선은 원래의 위치로 회복되고 ST분절은 외견상 상승하여 보인다. 급성기를 지나면 괴사부와 정상 부분의 경계가 명확하게 되어 허혈 부분이 사라지면 ST 상승도 보이지 않게 된다.

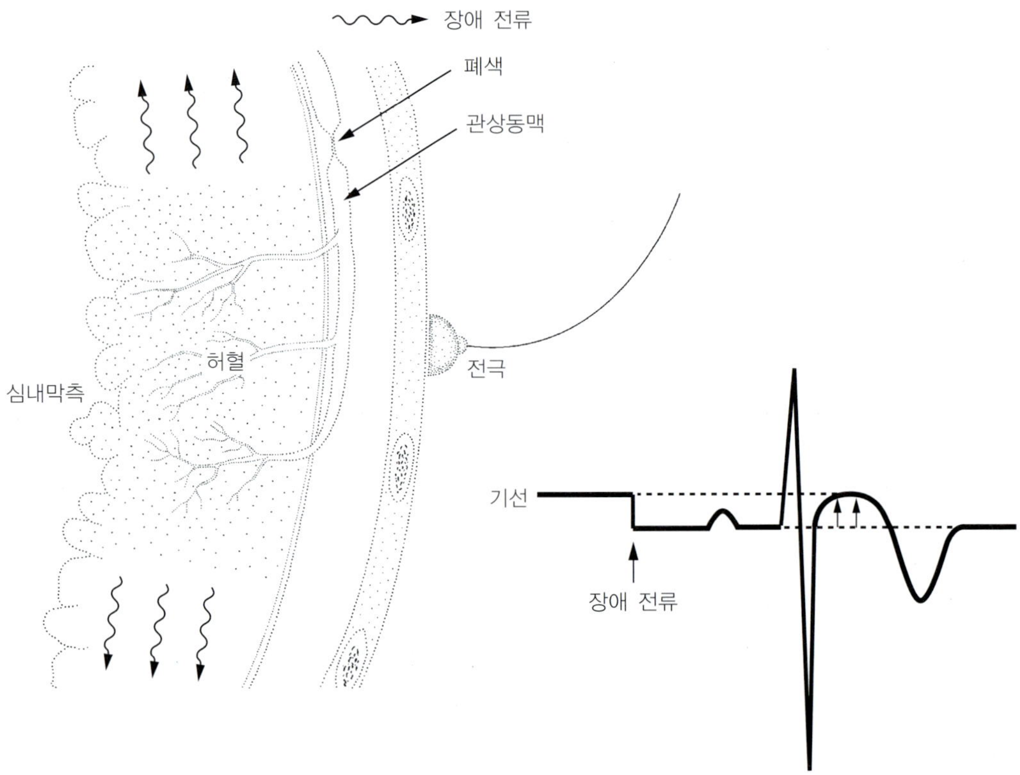

심근경색에서 ST 상승

▌심근경색에 있어서 Q파 발생의 기전

심근이 괴사에 빠지면 괴사부에서는 흥분이 일어나지 않는다. 이 때문에 전극은 심실 내부의 음성 전위를 그대로 받아들여 Q파가 된다.

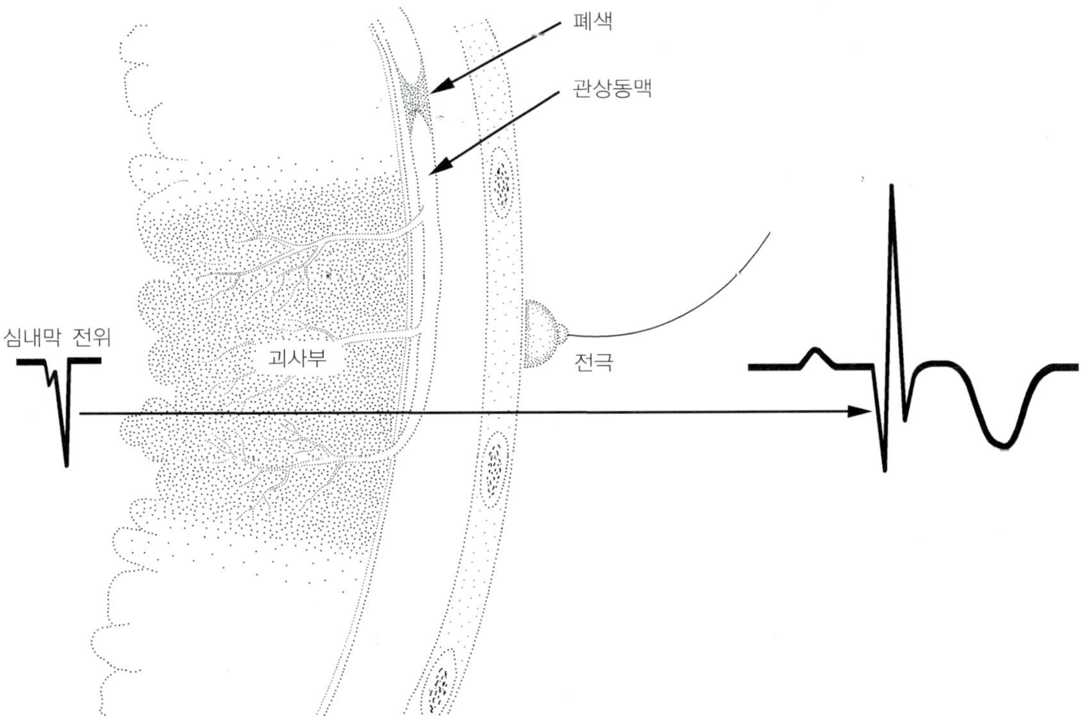

심근경색에 의한 Q파

관상동맥 해부

관상동맥은 심장에 산소 · 영양을 공급하고 있는 혈관으로 상행 대동맥의 기시부에서 좌우 2개로 나누어져 심장에 분포하고 있다. 좌관상동맥은 대동맥판의 좌첨판(left coronary cusp)에 개구부가 있고, 개구부에서 1~2cm 부분에서 전하행지와 회선지로 분지한다. 좌전하행지는 심실사이고랑(interventricular groove)을 통하여 심첨에 도달하고 좌우심실 및 심실중격에 분포한다. 좌회선지는 관상고랑(coronary groove)을 거쳐 심장 후면에 이르고 좌심방 및 좌심실 후부에 분포한다. 우관상동맥은 대동맥판의 우첨판(right coronary cusp)에 개구부가 있고 우심방과 폐동맥 사이를 지나 우회하여 심장의 후면에 도달하고 양 심실에 가지를 뻗치면서 심첨에 이른다.

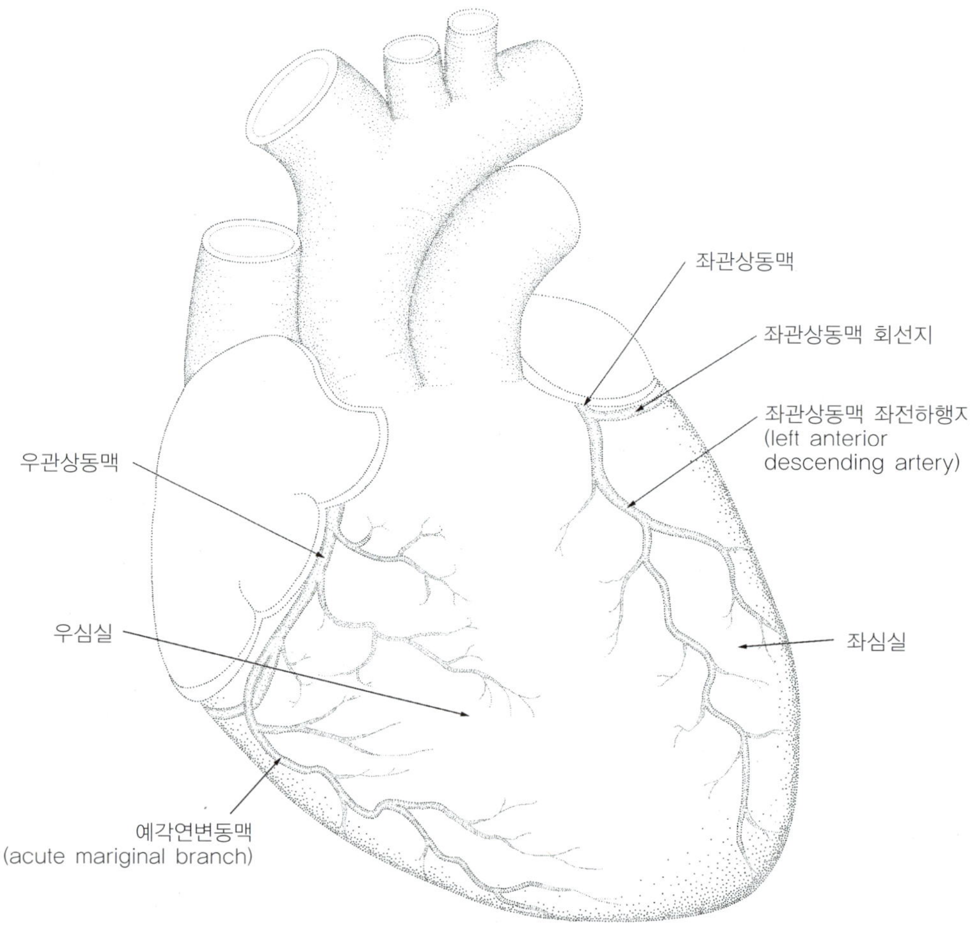

관상동맥 (심장을 전방에서 본 모습)

좌우관상동맥의 주행은 다양한 형태를 보여주며 그림과 같은 정상형은 약 60%에서 관찰된다. 예를 들면, 우관상동맥이 발달하면 대신에 좌관상동맥 회선지의 발육이 나쁜 예도 있다. 우관상동맥의 발달이 나쁘고 그 대신 좌관상동맥 회선지 발달이 양호한 경우도 있다.

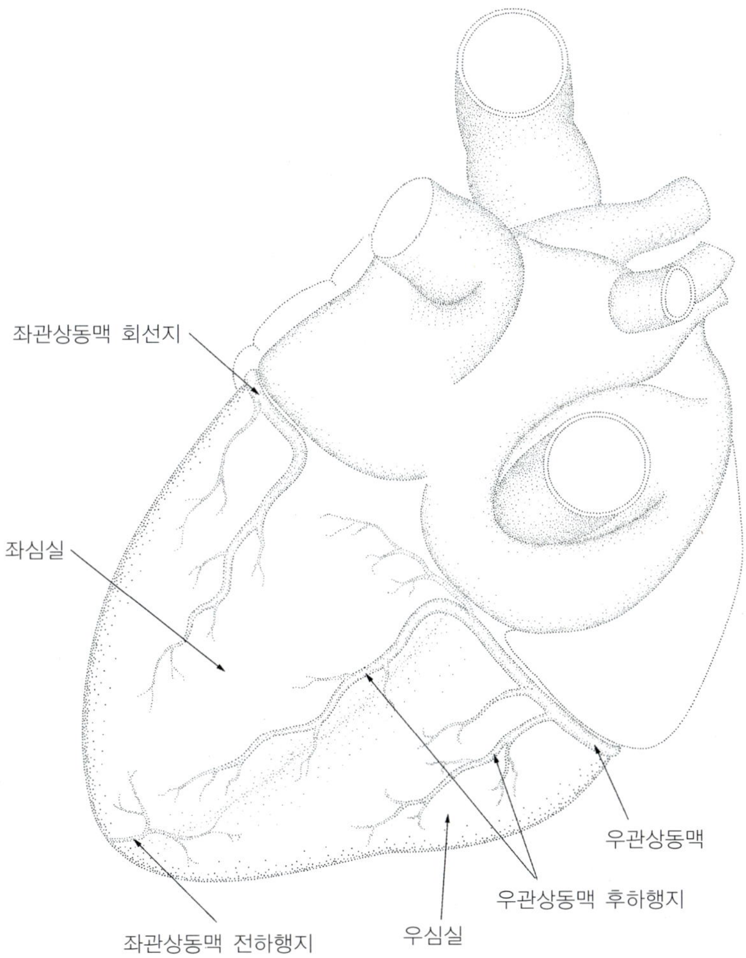

관상동맥 (심장을 후방에서 본 모습)

급성기 심근경색

급성기 심근경색에는 경색 중심부에 심근괴사부, 그 주위에 심근장애부, 그 외측에 심근 허혈 부분이 존재한다. 이들의 변화에 의해 특유의 심전도 변화가 발생한다.

판독 포인트

- T파 높이 증가
- 뚜렷한 ST 상승
- R파 높이 감소

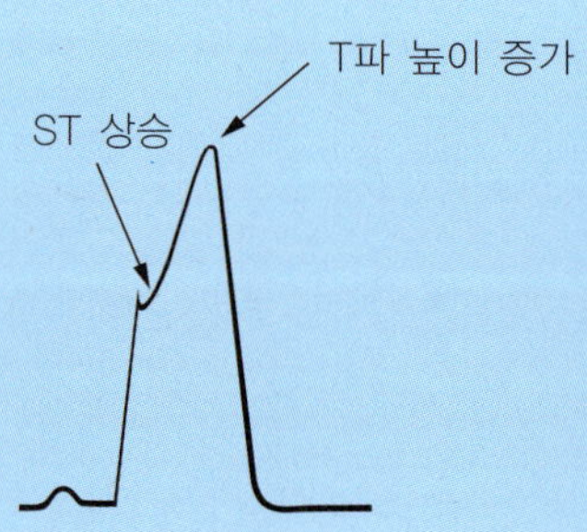

감별진단

- 이형 협심증
- 급성 심막염

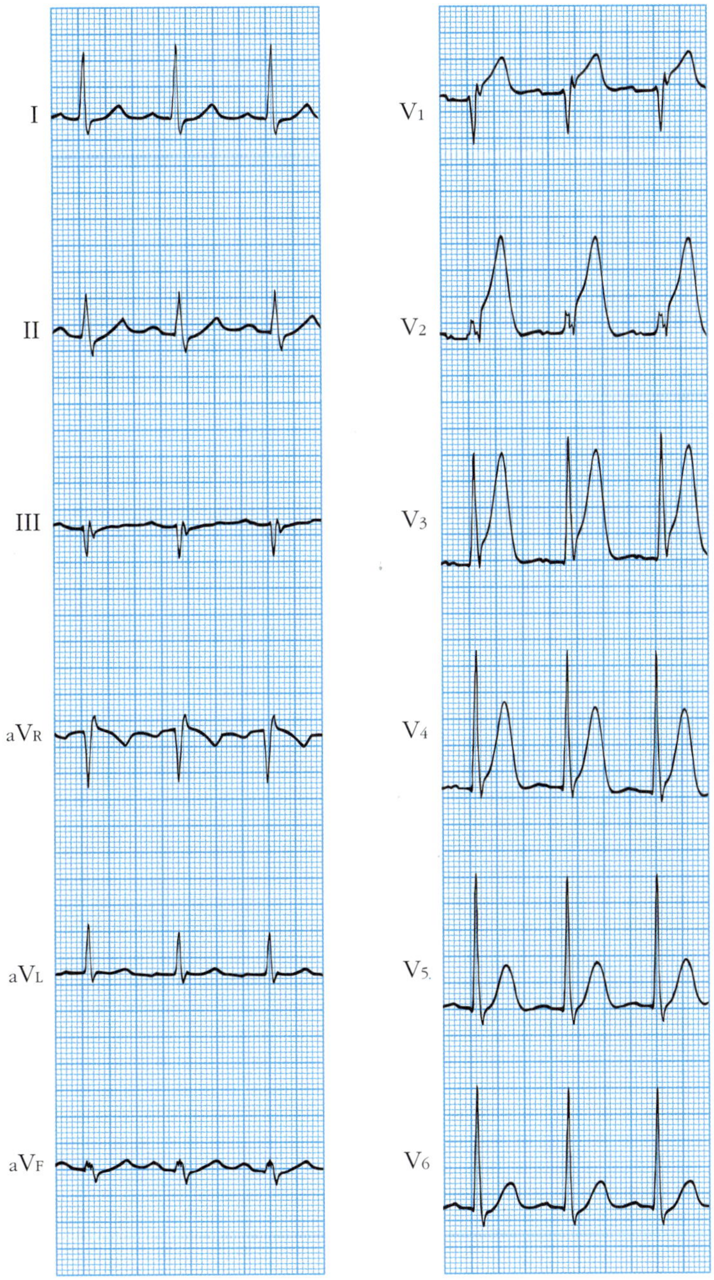

급성 전벽중격경색

발작 직후 심전도에서 V_1, V_2, V_3, V_4에 ST 상승, T파 높이의 증가가 나타난다.

전벽중격경색
anteroseptal infarction

전벽중격경색(anteroseptal infarction)은 좌관상동맥 전하행지의 폐색에 의해 일어나고, 심실중격부와 이것에 인접한 좌심실전벽이 손상된다. 심전도에서는 경색 소견 이외에 우각 차단이나 좌전섬유속차단을 수반하는 경우가 있다.

판독 포인트

- ST 상승
- 음성 T파
- V_1~V_3(V_4) 유도에 이상 Q파

감별진단

- 좌각 차단
- WPW 증후군
- 좌심실비대
- 만성 폐성심(cor pulmonale)

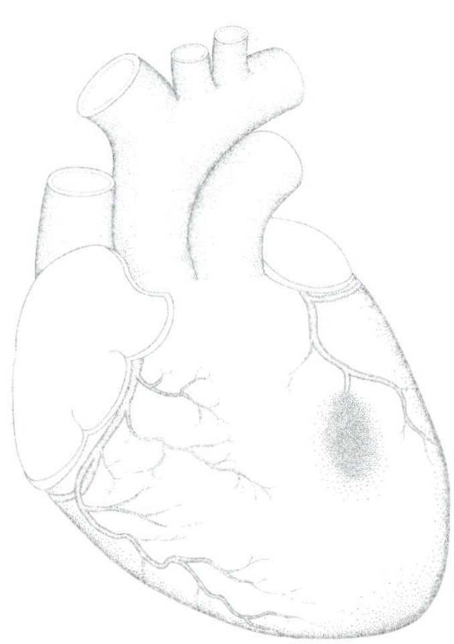

좌관상동맥 전하행지 중 제1대 각지, 중격지가 함께 폐색되면 심실중격전부를 중심으로 폐색이 발생한다. 심전도에서는 심실중격부에 관련된 V_1~V_3에 이상 소견이 보인다.

전벽중격경색의 경색부위

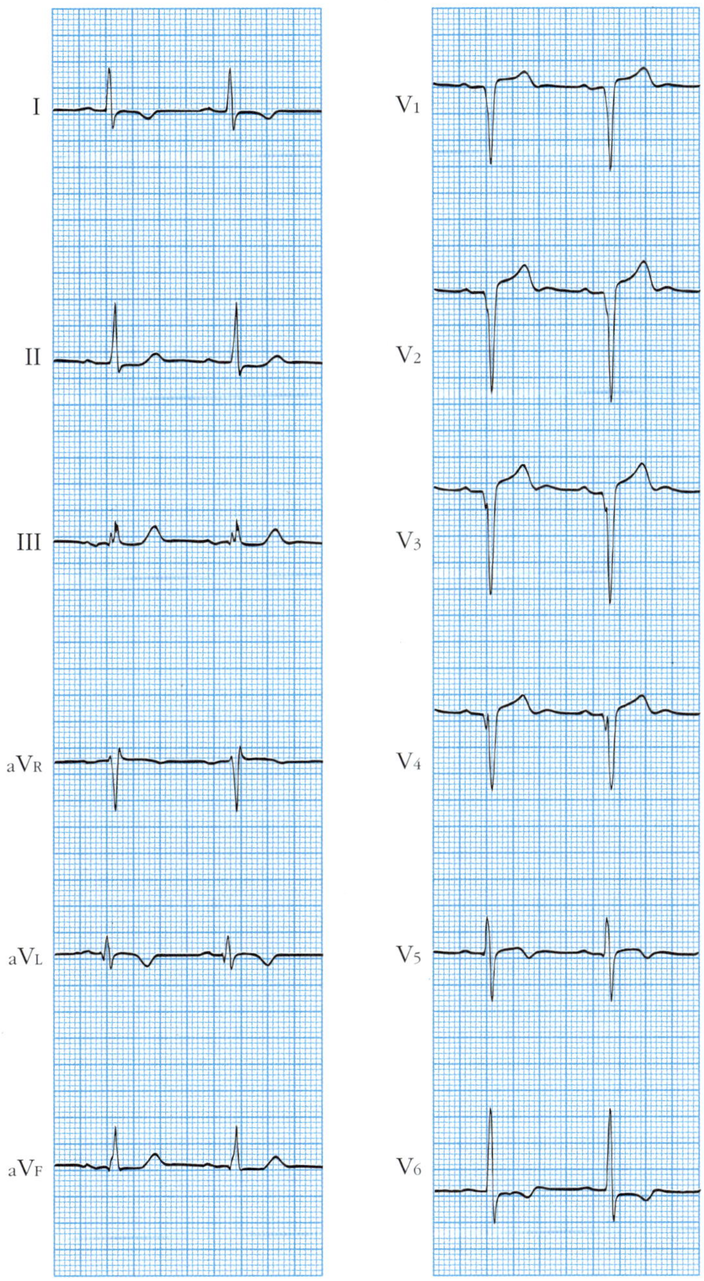

전벽중격경색

V_1, V_2, V_3, V_4에서 QS형 이상 Q파가 보인다.

광범위 전벽경색
extensive anterior infarction

좌심실의 전벽에서 측벽에 걸친 경색으로 좌관상동맥 전하행지의 근위부 폐색 또는 회선지와의 합병에 의해 일어난다.

판독 포인트

· V_1~V_6에 이상 Q파
· Ⅰ, aV_L 에 이상 Q파

감별진단

· WPW 증후군

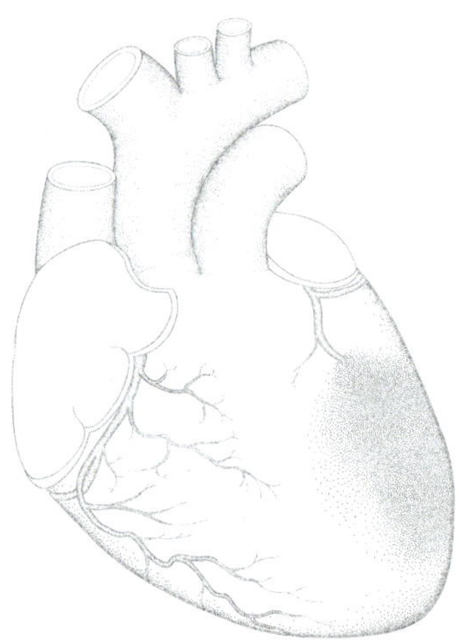

좌관상동맥 전하행지 근위부 폐색 또는 회선지와의 합병에 의해 일어난다.

광범위 전벽경색의 경색부위

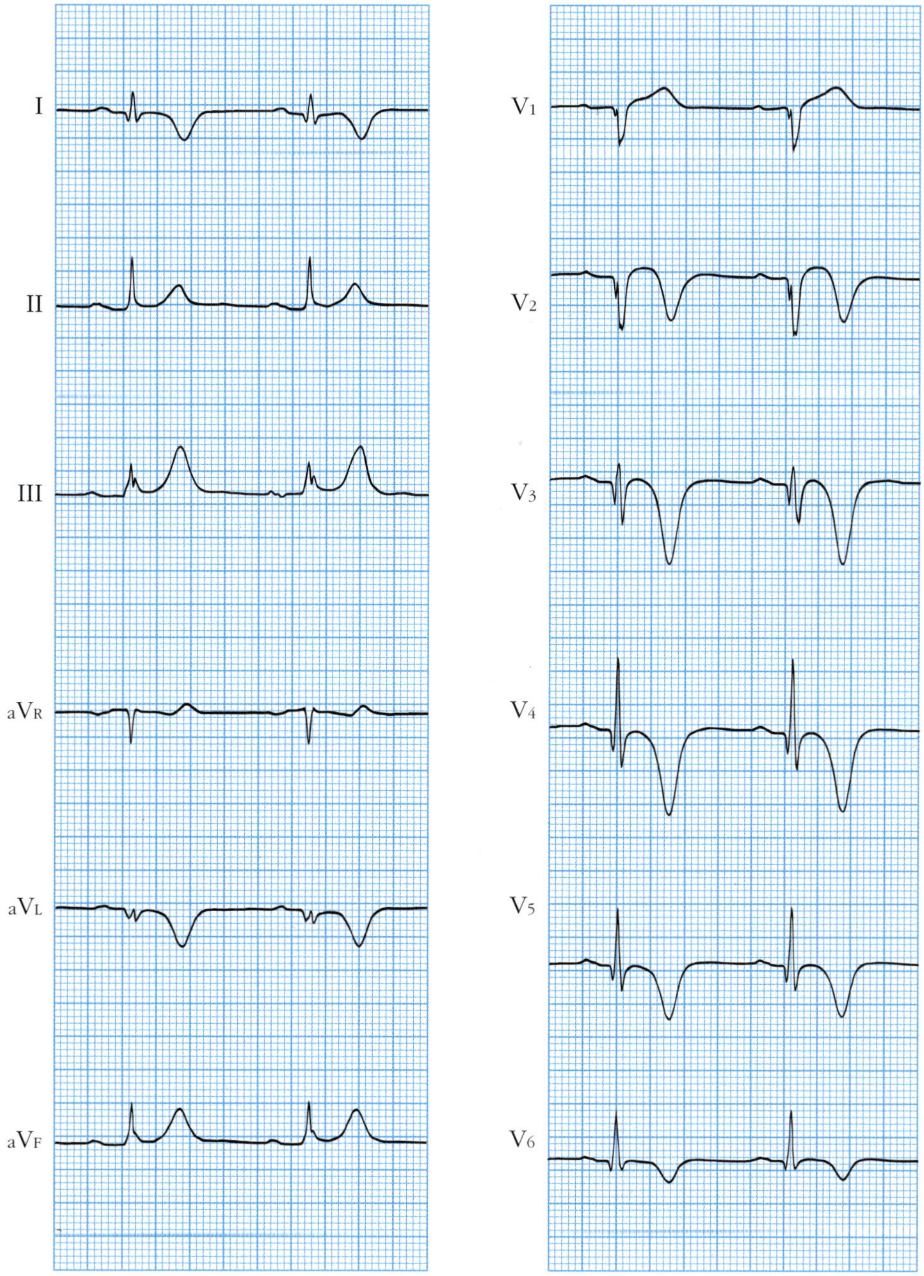

광범위 전벽경색

I, aV_L , V_1~V_5 유도에 이상 Q파가 나타나고(V_6 유도에서 작은 q파), I, aV_L, V_2~V_6 유도에 음성 T파가 나타난다. V_1~V_3 유도에 ST 상승이 나타난다(증상 발현 후 1개월째의 심전도).

측벽경색
lateral infarction

측벽경색(lateral infarction)은 좌관상동맥 회선지 폐색에 의해 일어난다.

판독 포인트

· Ⅰ, aV_L 및 V_5, V_6에서 이상 Q파

감별진단

· 정상에서도 나타날 수 있다.
· 심근병증

좌관상동맥 회선지의 일부가 폐색한 경우로 경색부위는 좌심실 측벽에 해당한다.

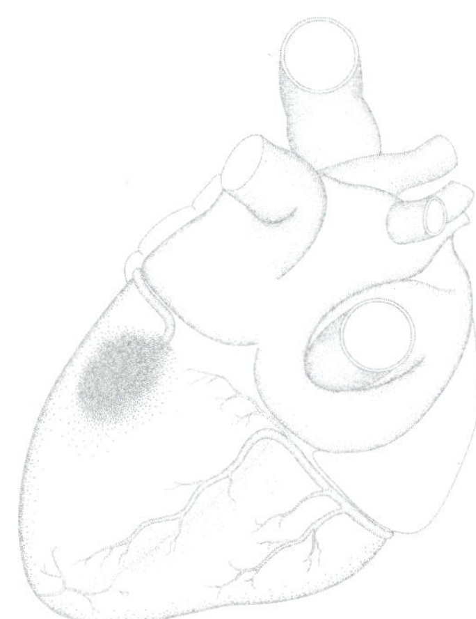

측벽경색의 경색부위

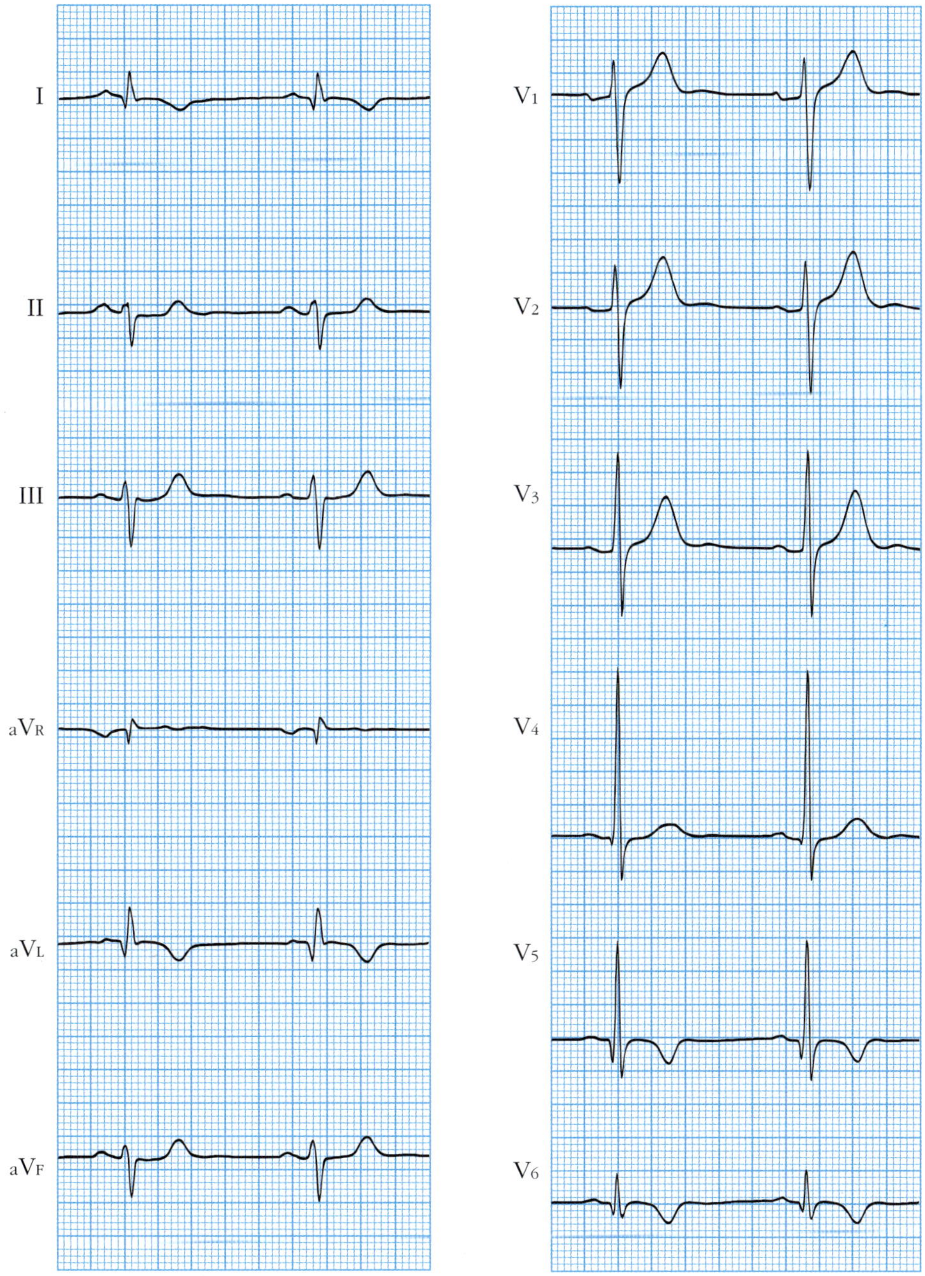

측벽경색

I, aVL, V5, V6 유도에서 이상 Q파와 음성 T파가 나타난다.

하벽경색
inferior infarction

하벽경색(inferior infarction)은 우관상동맥이나 좌관상동맥 회선지의 폐색에 의해 일어난다. 우관상동맥은 동방결절동맥이나 방실결절동맥을 분지하고 있으므로 급성기에서는 종종 동방 차단이나 방실 차단을 합병한다. 또한 우관상동맥은 심장 후면에 분지하기 때문에 후벽경색을 합병하는 경우도 있다. 하벽경색은 전벽중격경색과 함께 빈도가 높다.

판독 포인트

· II, III, aV_F에서 경색 변화를 나타낸다.
 ST 상승
 이상 Q파
 음성 T파

감별진단

· WPW 증후군
· 급성 폐성심
· 좌각전지 차단
· 좌축편위를 수반하는 좌각 차단

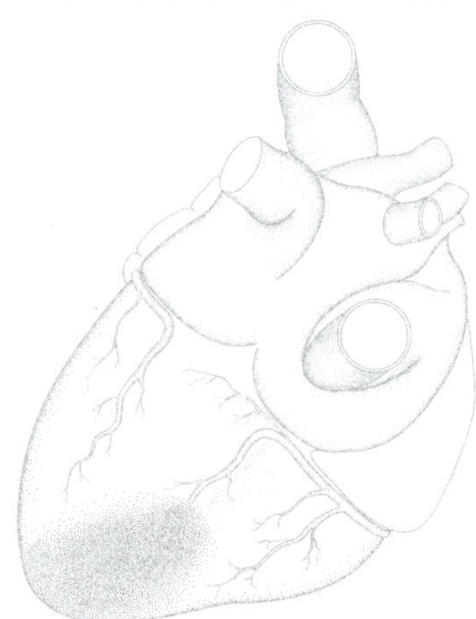

우관상동맥 또는 좌관상동맥 회선지의 폐색에 의해 발생하고, 경색부위는 좌심실후하벽 중 횡격막면, 즉 하방으로 향하고 있는 부위이다. 이 부위의 경색은 흉부 유도에서는 진단이 불가능하다. 경색이 하방으로 향하고 있으므로 aV_F 유도가 가장 중요하고, II, III 유도에도 변화가 발생한다.

하벽경색의 경색부위

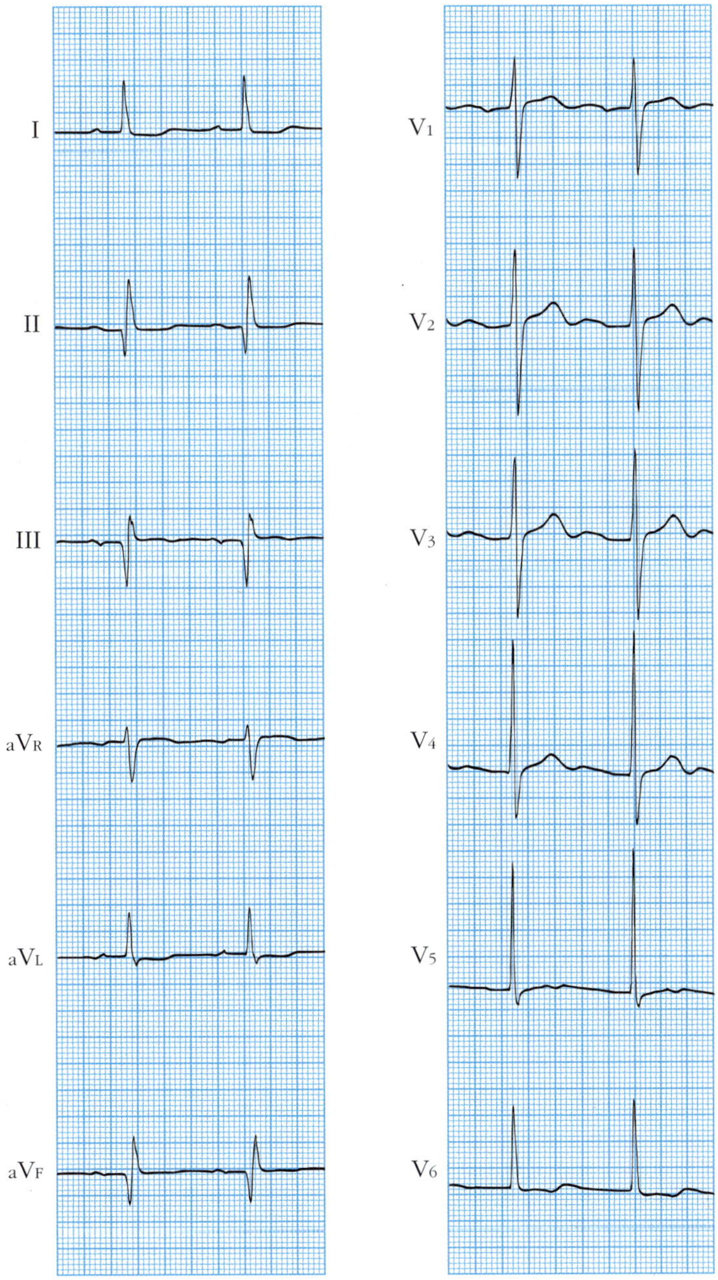

하벽경색

II, III, aVF에서 이상 Q파를 보인다. T파는 I, II, III, aVR, aVL, aVF, V5, V6에서 평탄해진다.

후벽경색
posterior infarction

후벽경색(posterior infarction)은 우관상동맥이나 좌관상동맥 회선지의 폐색에 의한다. 경색부위가 배측에 위치하므로 ST 상승이나 이상 Q파는 심전도 상에 기록되지 않는다.

판독 포인트

- 표준 12유도에서 경색 변화는 나타나지 않는다.
- V_1, V_2에서 R파, T파의 증가를 나타낸다.
- 하벽경색에 수반되는 경우가 많다.

감별진단

- 우심실비대
- 우각 차단
- WPW 증후군(A형)

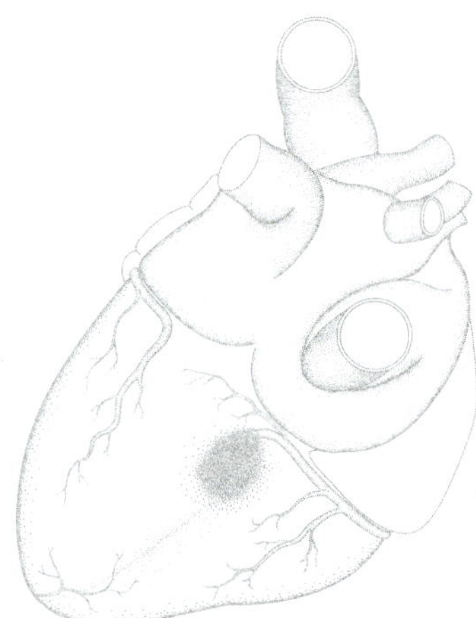

하벽경색과 같은 우관상동맥 또는 좌관상동맥 회선지의 폐색으로 일어나지만 폐색이 후상방에 국한된 경우이다. 경색부위가 배측에 존재하고 있으므로 경색에 충분히 가까운 심전도 유도가 없고 ST 상승이나 이상 Q파가 기록되지 않는다.

후벽경색의 경색부위

※ 배부에 전극을 놓아 기록하여도 심장에서의 거리가 멀고 심전도 파형 전체가 낮아지기 때문에 유용한 임상적 소견은 얻을 수 없다.

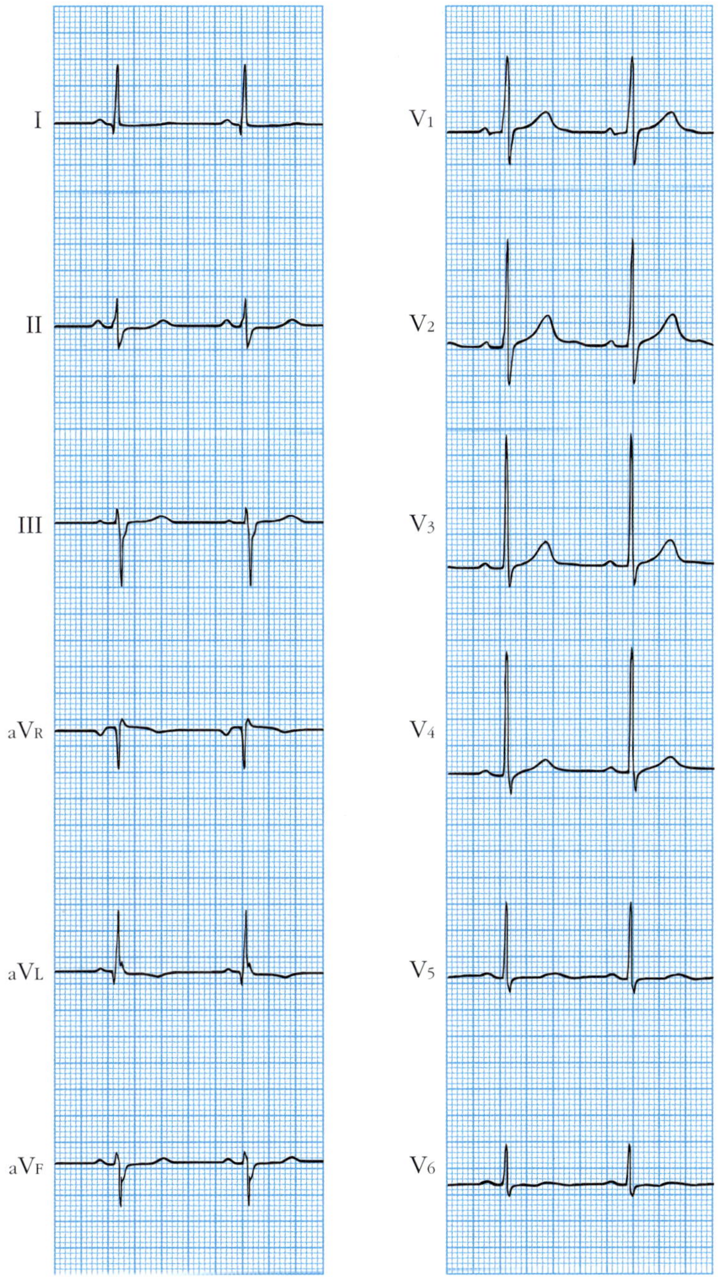

후벽경색

V_1, V_2의 R파의 높이 증가와, 높아진 양성 T파가 보인다.

※ 거울상: 관상동맥의 관류영역에 일치하는 유도에 반대측 유도 심전도 파형이 거울에 비친 상과 같이 보이는 현상으로, ST 상승은 ST 저하, Q파는 R파, 음성 T파는 양성 T파로서 나타난다.

우심실경색
right ventricular infarction

우심실경색(right ventricular infarction)은 우관상동맥이 기시부에서 폐색되고, 우심실 혈관의 혈류가 차단되어 일어난다. 하벽경색의 약 1/3에서 우심실경색이 합병되며, 전형적인 우심실경색의 징후를 나타내는 것은 하벽경색 중 약 10% 정도이다.

판독 포인트

- 하벽경색에 수반하는 경우가 많고, 우측흉부유도(V_1~V_{6R})에서 ST 상승과 이상 Q파를 나타낸다.
- V_{4R}, V_{5R} 유도의 ST 상승, Q파가 가장 감도와 특이도가 높다.
- 경과와 함께 ST 상승은 소실되어, 진단이 곤란한 경우가 많다.

감별진단

- 급성 심낭염
- 이형 협심증

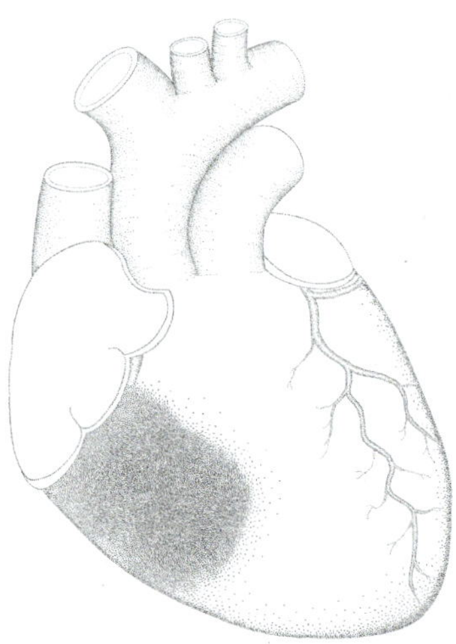

우관상동맥 근위부에서 주요 우심실가지를 분지하는 측에서 관상동맥의 폐색이 일어나면 좌심실의 하벽경색과 함께 우심실벽의 허혈이 일어난다.

우심실경색의 경색부위

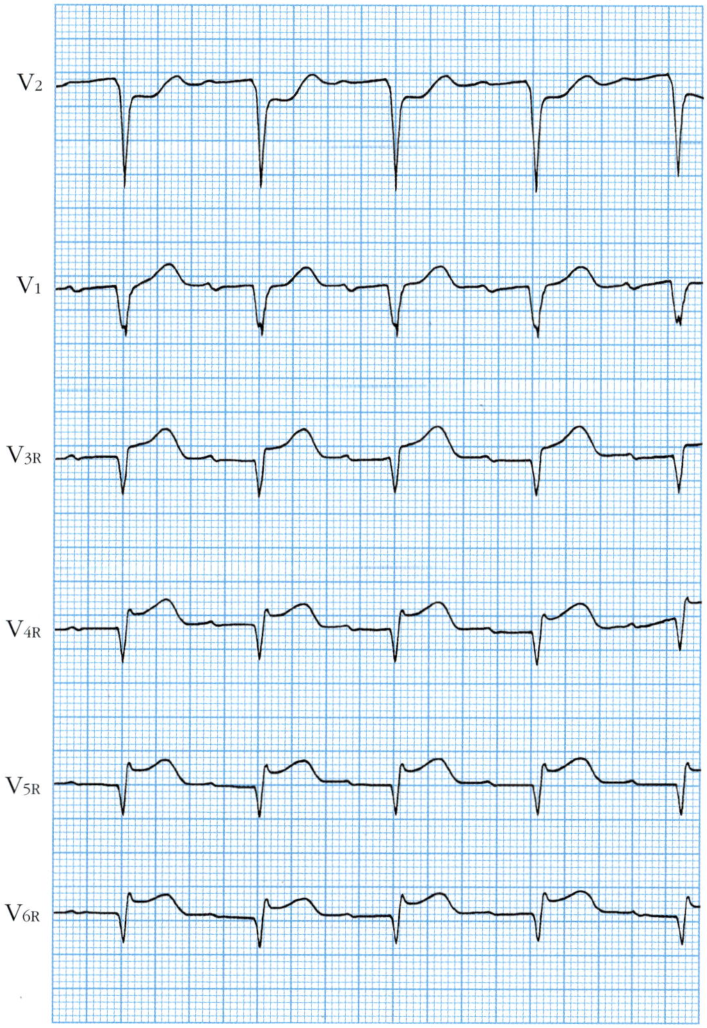

우심실경색

V_2에서 V_{6R} 유도는 QS형으로, V_{3R}에서 V_{6R} 유도에 ST 상승이 나타난다.

수평단면도

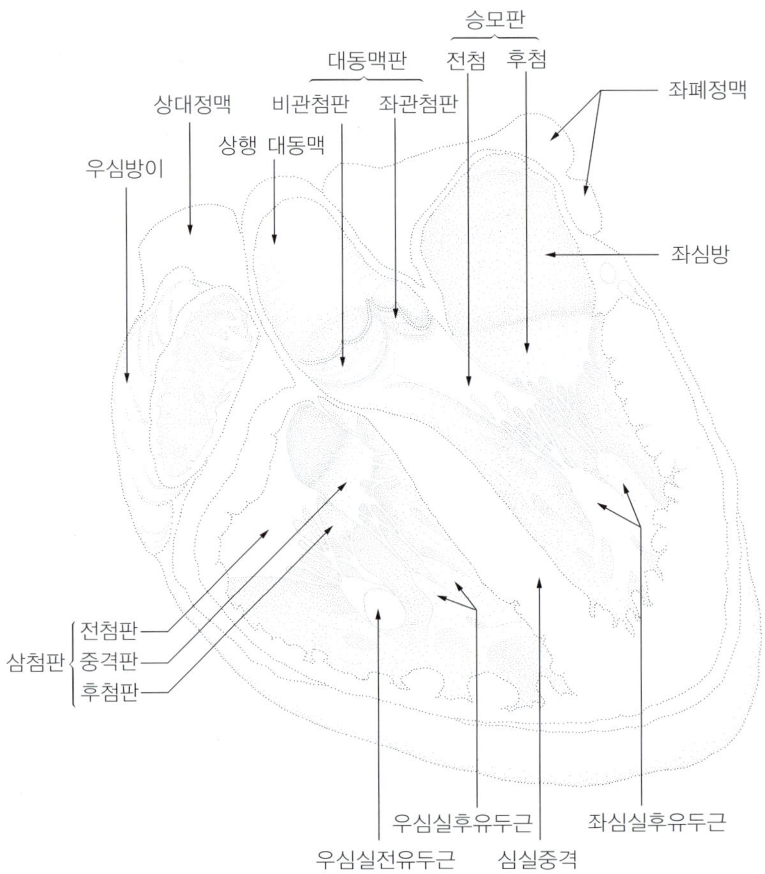

우심방이: right atrial appendage (RAA)
상대정맥: superior vena cava (SVC)
상행 대동맥: ascending aorta (AAo)
대동맥판: aortic valve (AV)
 좌관첨판: left coronary cusp (LCC)
 비관첨판: non-coronary cusp (NCC)
승모판: mitral valve (MV)
 전첨: anterior mitral leaflet (AML)
 후첨: posterior mitral leaflet (PML)
좌폐정맥: left pulmonary veins (LPV)
좌심방: left atrium (LA)
삼첨판: tricuspid valve (TV)
 전첨판: anterior tricuspid leaflet (ATL)
 중격판: septal tricuspid leaflet (STL)
 후첨판: posterior tricuspid leaflet (PTL)
심실중격: interventricular septum (IVS)
우심실전유두근: right ventricular anterior papillary muscle (R-APM)
우심실후유두근: right ventricular posterior papillary muscle (R-PPM)
좌심실후유두근: left ventricular posterior papillary muscle (L-PPM)

제 V 장

전해질 이상소견

고칼륨혈증
hyperkalemia

세포 내외의 이온 차이에 의해 심근세포는 탈분극, 재분극을 한다. 혈청 칼륨 상승은 세포 내외의 이온 차이를 저하시키고, 정지막 전위와 활동 전위를 낮추어, 활동 전위의 지속시간을 단축시킨다.

판독 포인트

- T파의 증가와 첨예화(텐트 형상 T파)
- ST분절 상승

악화 시
- QRS폭 연장
- QT시간 연장
- P파 불명료화

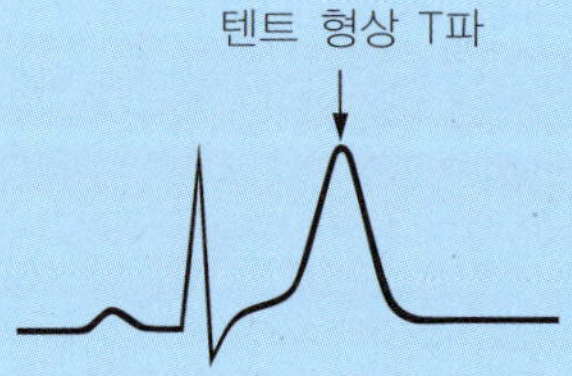

감별진단

- 심실내 전도장애
- 심실빈맥
- 심실세동
- 좌심실비대

※ 안정막 전위(resting membrane potential): 흥분하지 않은 정상 상태의 세포막 전위를 안정막 전위라고 하고, 심실근에서 약 −90mV이다.

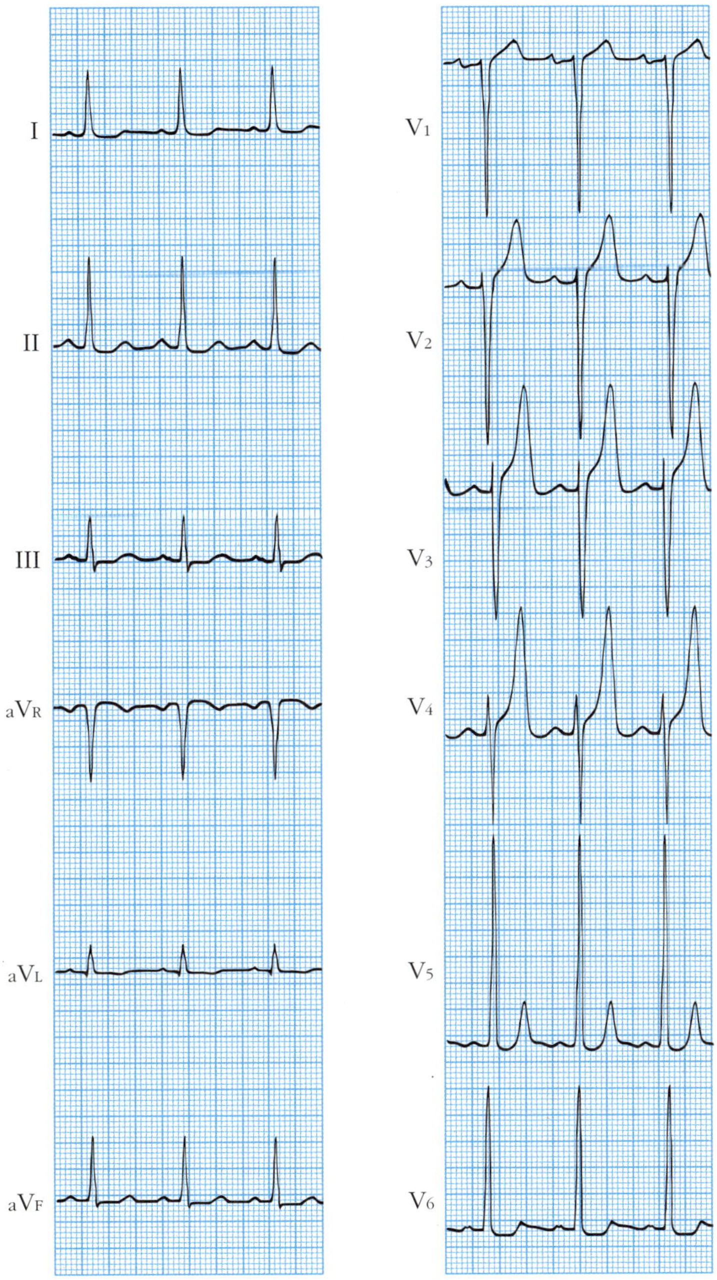

고칼륨혈증

V_2~V_5에 거대하고 첨예한 T파(텐트 형상 T파), V_2~V_4에서 ST 상승을 보인다. QRS파의 고전위와 V_5, V_6에서 ST 하강이 보이고, 좌심실비대도 존재한다.

※ 활동전위(action potential): 안정막 전위(−90mV)가 양성으로 변화하여 탈분극(심근의 흥분)이 일어나면 전위는 약 +30cmV가 된다. 탈분극에 의해 양성으로 변화한 전위가 안정막전위로 돌아가는 과정을 재분극이라 한다. 이 탈분극과 재분극의 전위 변화를 활동전위라 한다.

저칼륨혈증
hypokalemia

심근세포 내외의 이온 차이가 증가되고 안정막 전위가 낮아져 활동전위가 연장된다. 이 결과 ST 분절 저하, T파 평저 또는 음성화를 나타내고 U파는 높아진다.

판독 포인트

- ST 분절 저하
- T파 평탄화, 음성화
- QT시간은 T파와 U파의 융합에 의해 연장된 것처럼 보인다.
- U파 높이 증가

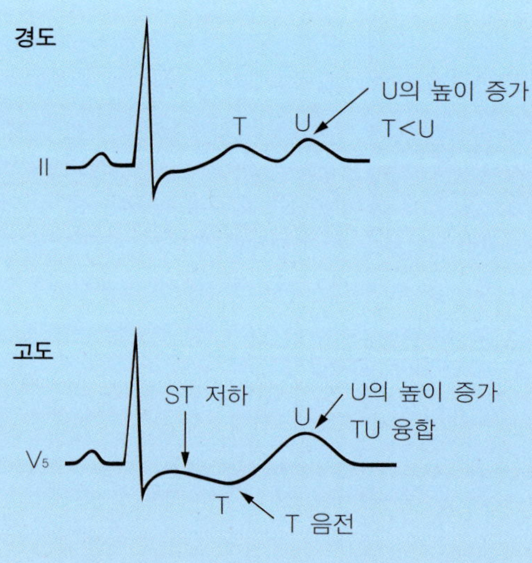

감별진단

- 좌심실비대
- 허혈성 심질환
- QT연장증후군
- 저칼슘혈증
- 퀴니딘(Quinide) 등의 약물 작용

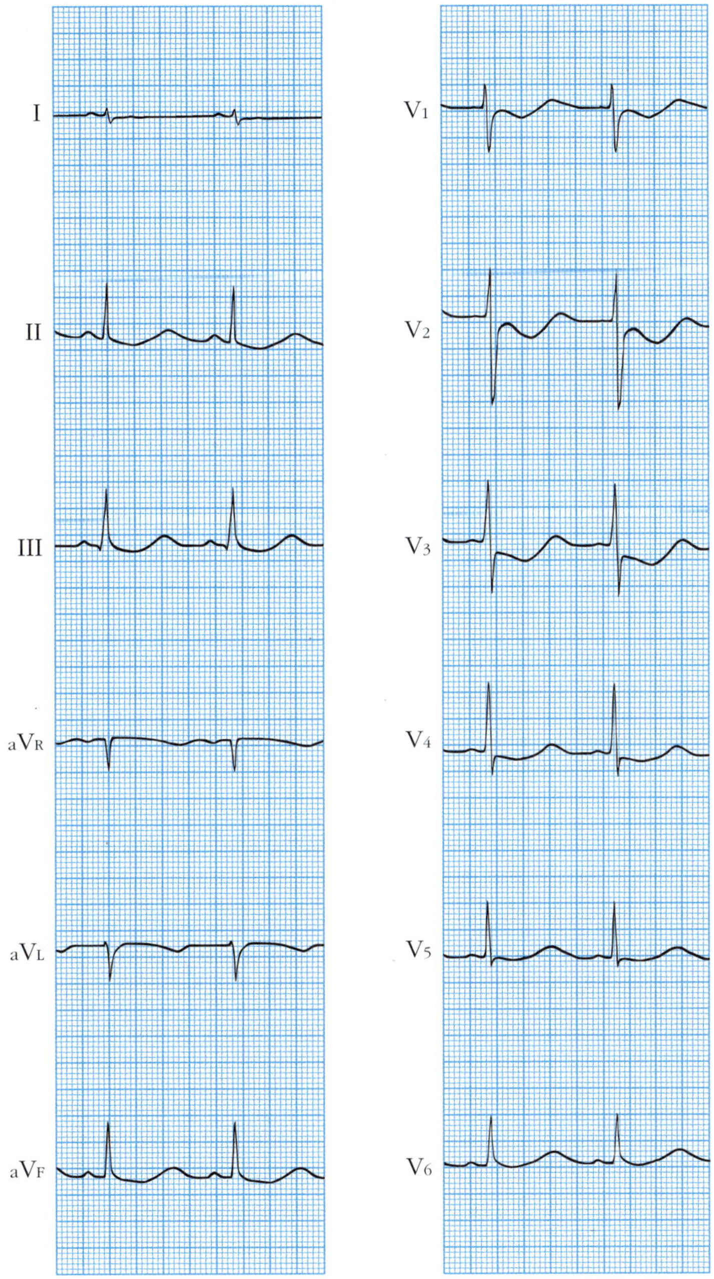

저칼륨혈증

II, III, aVF, V1~V6에 ST 저하, T파의 음전화 및 높아진 U파를 보인다. T파와 U파는 융합되고 QT시간은 연장된 것처럼 보인다.

※ 활동전위의 제3상: 활동전위의 주기적 변동을 나타내는 활동전위곡선은 0상~제4상에서 성립되며 0상은 탈분극과정이고 제1~3상이 재분극과정이다.

고칼슘혈증
hypercalcemia

칼슘 이온은 주로 심근세포의 활동전위의 2단계에 작용한다. 혈청 칼슘치가 높아지면 2단계 간격이 단축된다. 이 결과 ST분절 단축, QT시간이 단축된다.

판독 포인트

- ST분절 단축에 의한 QT시간 단축
- 때로는 PR시간의 연장이나 QRS파 폭의 연장

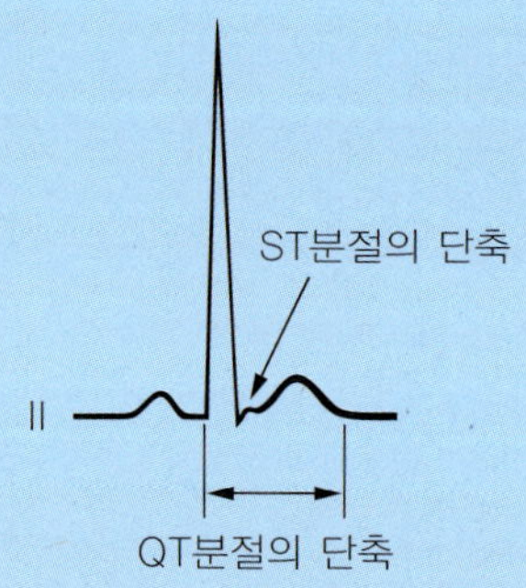

감별진단

- 비특이적 ST-T 변화

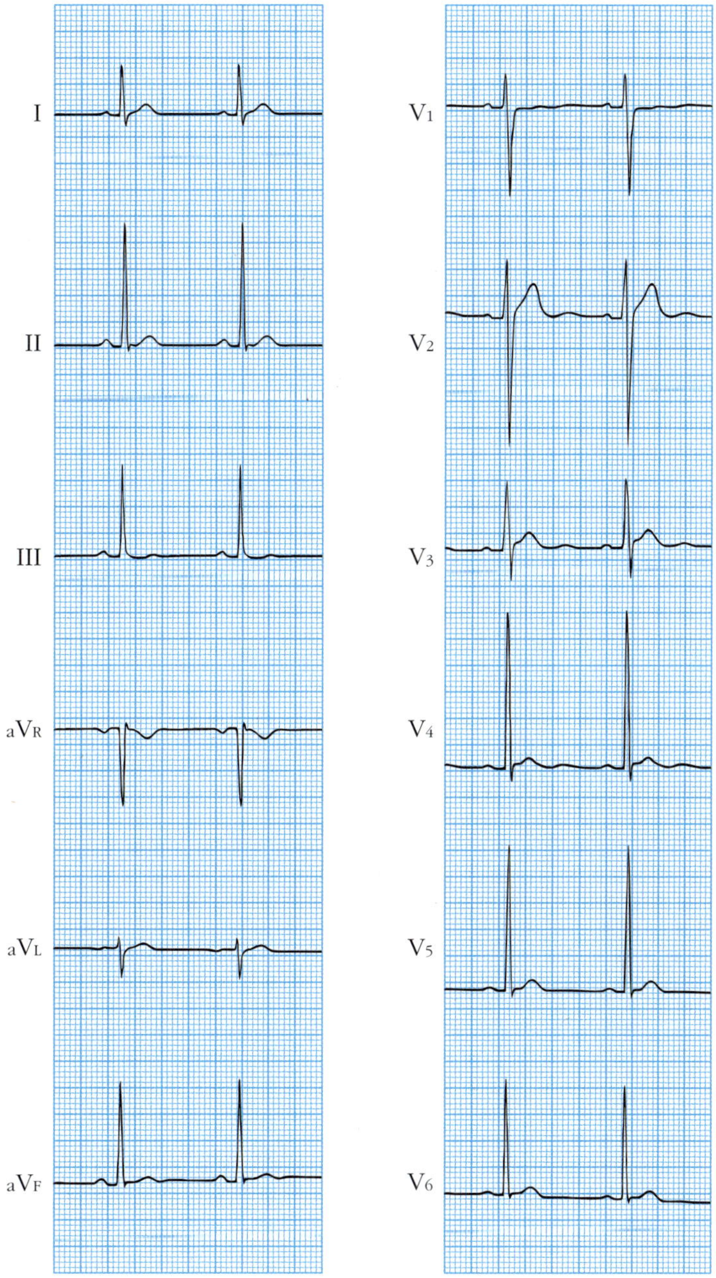

고칼슘혈증

ST분절과 QT시간의 단축을 보인다. QT시간은 0.34초.

저칼슘혈증
hypocalcemia

칼슘이온은 심근세포의 활동 전위의 2단계에 작용한다. 혈청 칼슘치의 저하는 ST분절과, QT시간의 연장을 일으킨다.

판독 포인트

· ST분절의 연장에 의한 QT시간의 연장.

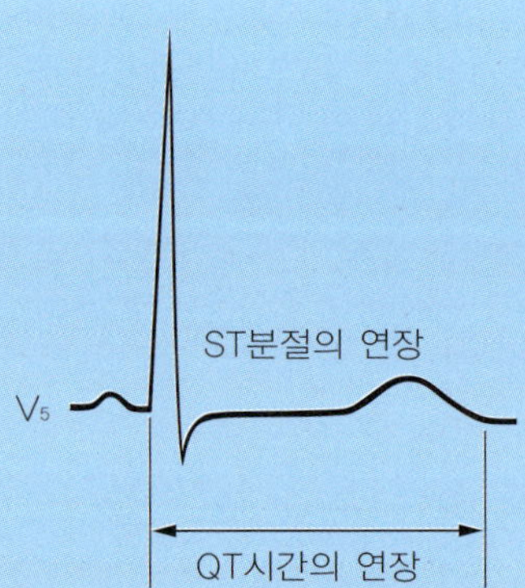

감별진단

· 비특이적 ST-T 변화
· 허혈성 심질환
· 긴QT증후군(Long QT syndrome)
· 저칼륨혈증

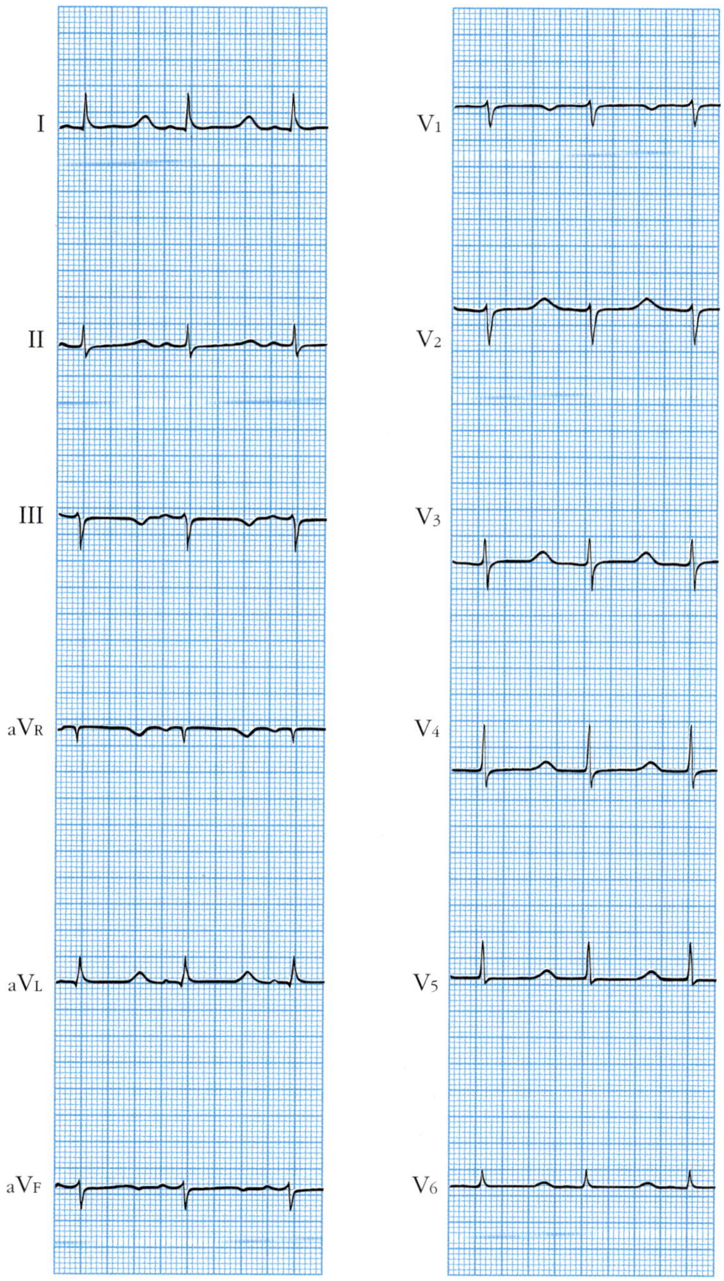

저칼슘혈증

ST분절과 QT시간의 연장이 보인다.

심방을 제거하고 기저부에서 바라본 심장 해부

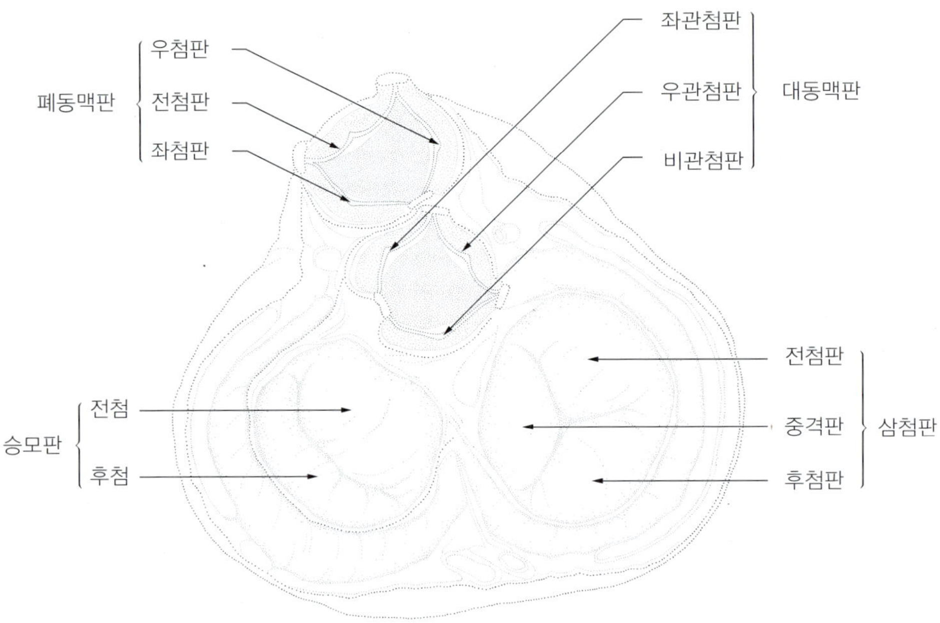

폐동맥판: pulmonary valve (PV)
우첨판: right cusp (RC)
전첨판: anterior cusp (AC)
좌첨판: left cusp (LC)
대동맥판: aortic valve (LC)
좌관첨판: left coronary cusp (LCC)
우관첨판: right coronary cusp (RCC)
비관첨판: non-coronary cusp (NCC)

승모판: mitral valve (MV)
전첨: anterior mitral leaflet (AML)
후첨: posterior mitral leaflet (PML)
삼첨판: tricuspid valve (TV)
전첨판: anterior tricuspid leaflet (ATL)
중격판: septal tricuspid leaflet (STL)
후첨판: posterior tricuspid leaflet (PTL)

제 VI 장

기타 이상 심전도

우심증
dextrocardia

우심증(dextrocardia)이란 좌측과 우측 심장의 위치가 선천적으로 바뀌어 있는 상태로, 좌심실의 심첨부는 우측에 위치하며 정상 심장과 완전히 좌우대칭이 되어 있다.

판독 포인트

- Ⅰ의 P파와 T파는 음성
- 좌측 흉부 유도 QRS파의 전위차는 낮다.
- V_{5R}, V_{6R}에 본래의 V_5, V_6 파형이 관찰된다.

감별진단

- 좌우 전극의 부착 간격 차이
- 심장의 우측편위

우심증의 기록법

우심증의 경우 표준 12유도를 기록한 후 사지 유도의 전극을 좌우 반대로 부착하여 사지 유도를 기록하고 우측 흉부에서 V_{3R}-V_{6R}을 기록할 필요가 있다. 이러한 방법은 우심증 이외에도 우심실의 심근경색등의 이상소견을 판독하는 데에도 유용하다.

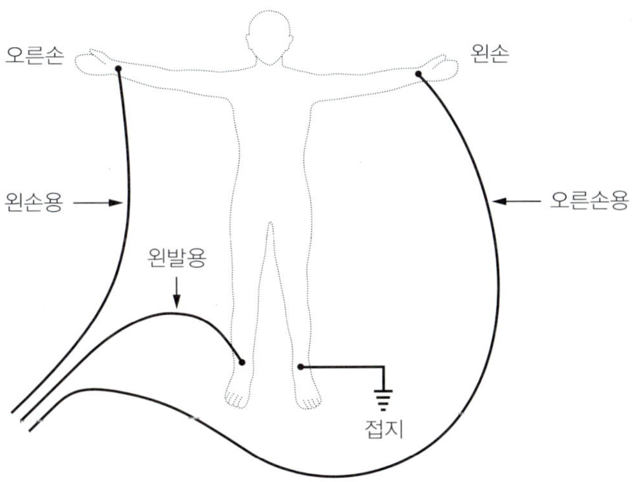

우심증의 기록 (사지 유도)

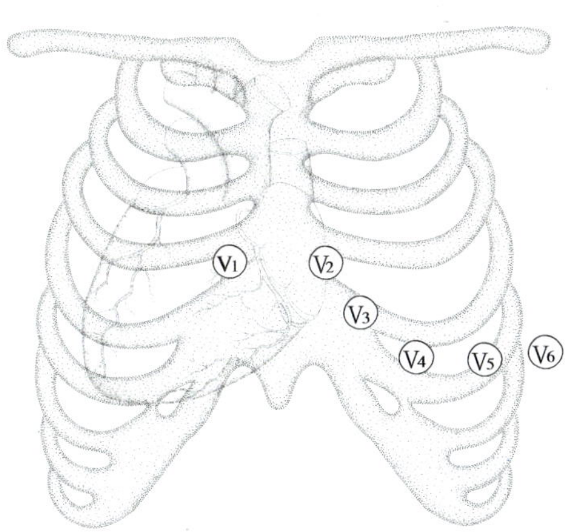

표준 흉부 유도

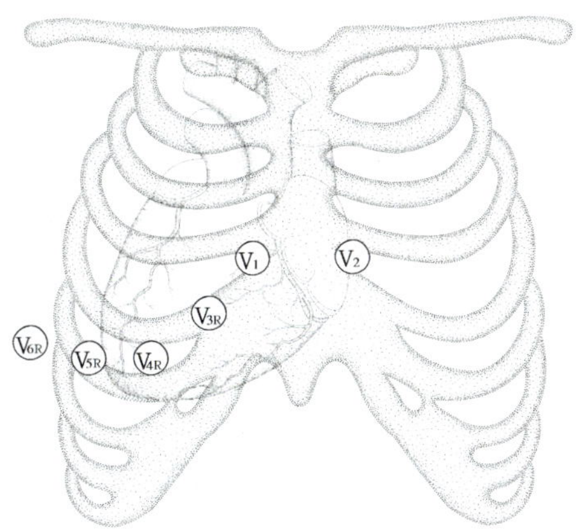

우심증의 기록 (우측 흉부 유도)

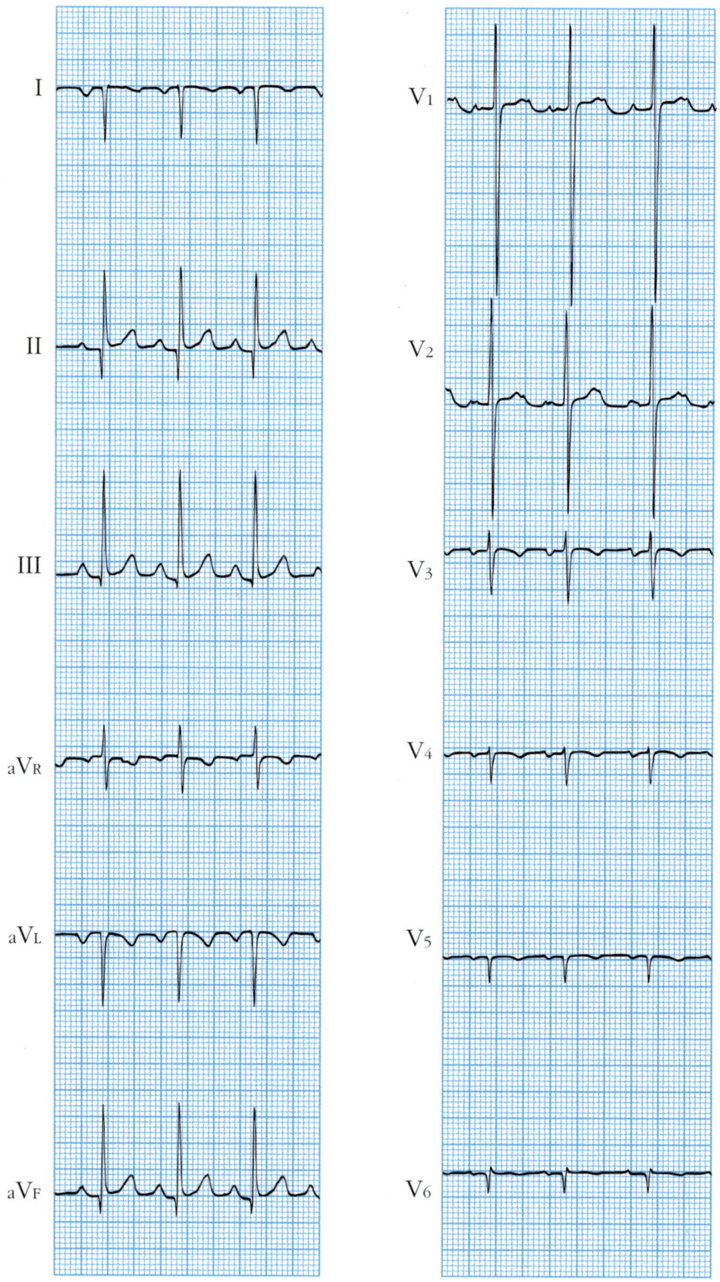

우심증 (일반적인 유도)

표준 유도의 기록이다. I의 P파, QRS파는 음성이고 V_3~V_6의 QRS파는 뚜렷하게 전위가 낮다. 심전도 진단은 우심증이다.

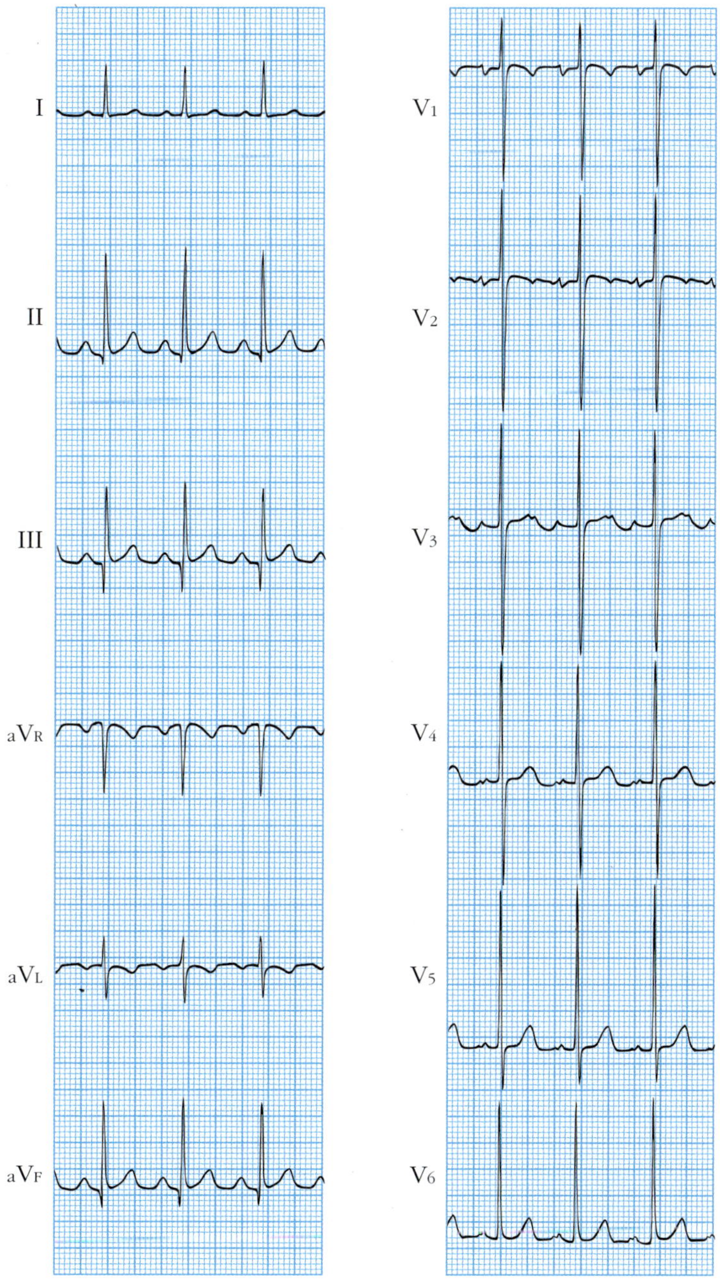

우심증 (우측 흉부 유도)

오른손, 왼손, 왼발 전극을 좌우 반대로 하여, V_1,V_2 외에 V_{3R}~V_{6R} 전극을 부착 기록한 심전도이다. 이 심전도에서 우심증 이외에도 이상 소견을 관찰할 수 있다.

급성 심막염
acute pericarditis

심막염은 심막의 급성 염증성 변화가 주로 나타나는 경우와 심낭액의 저류가 주로 나타내는 경우가 있다. 심막의 염증성 변화에 의해 심외막과 심근의 장애를 발생하고, ST분절은 상승을 나타낸다. 이 변화는 aV_R, V_1을 제외한 광범위한 유도에서 볼 수 있는 것이 특징이다.

판독 포인트

- aV_R, V_1 유도를 제외한 유도에서 ST 상승
- PR분절의 저하
- ST 상승 회복 후 T파의 음전화

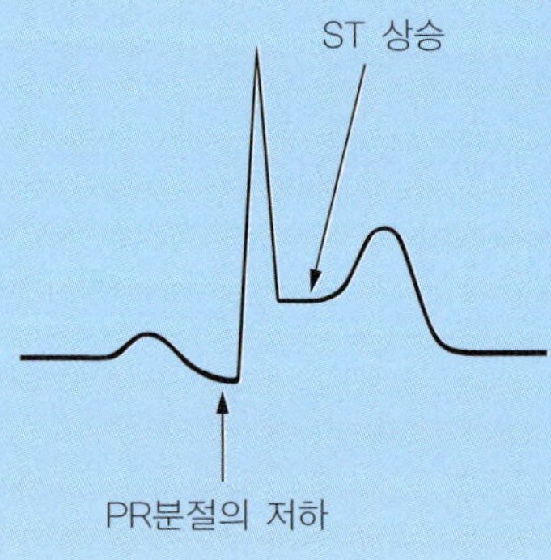

감별진단

- 급성 심근경색
- 심근증
- 이형 협심증

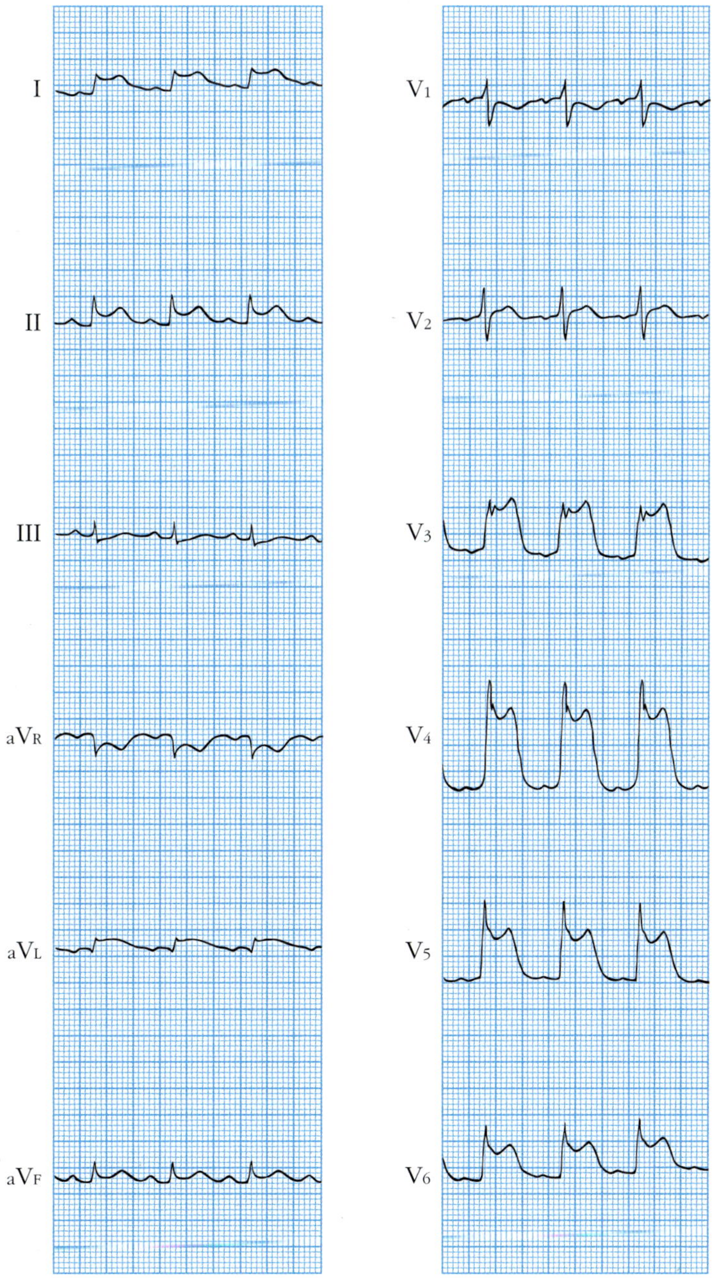

급성 심막염

I, II, aV_L, aV_F, V_2~V_6 유도에 광범위한 ST 상승이 보인다.

비후성 심근병증
hypertrophic cardiomyopathy

비후성 심근병증(hypertrophic cardiomyopathy)은 좌심실을 중심으로 한 비대칭성 비후와 탄성(compliance) 저하를 특징으로 하는 원인 불명의 심근질환이다.

판독 포인트

· 좌심실측 흉부 유도의 뚜렷한 고전위
· 깊은 음성 T파
· ST-T의 변화
· 이상 Q파

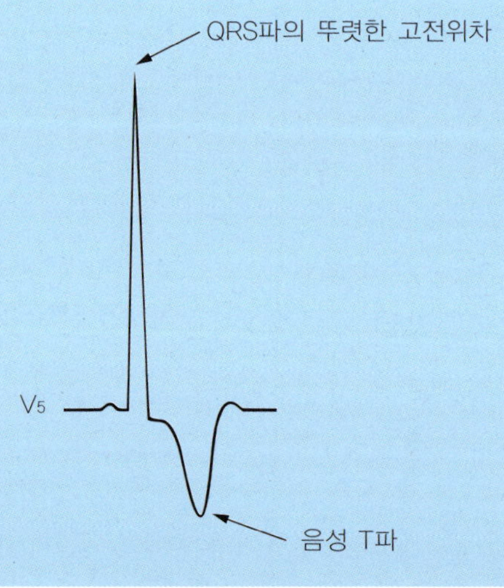

감별진단

· 진구성 심근경색(old myocardial infarction)
· 허혈성 심질환
· 전해질 이상

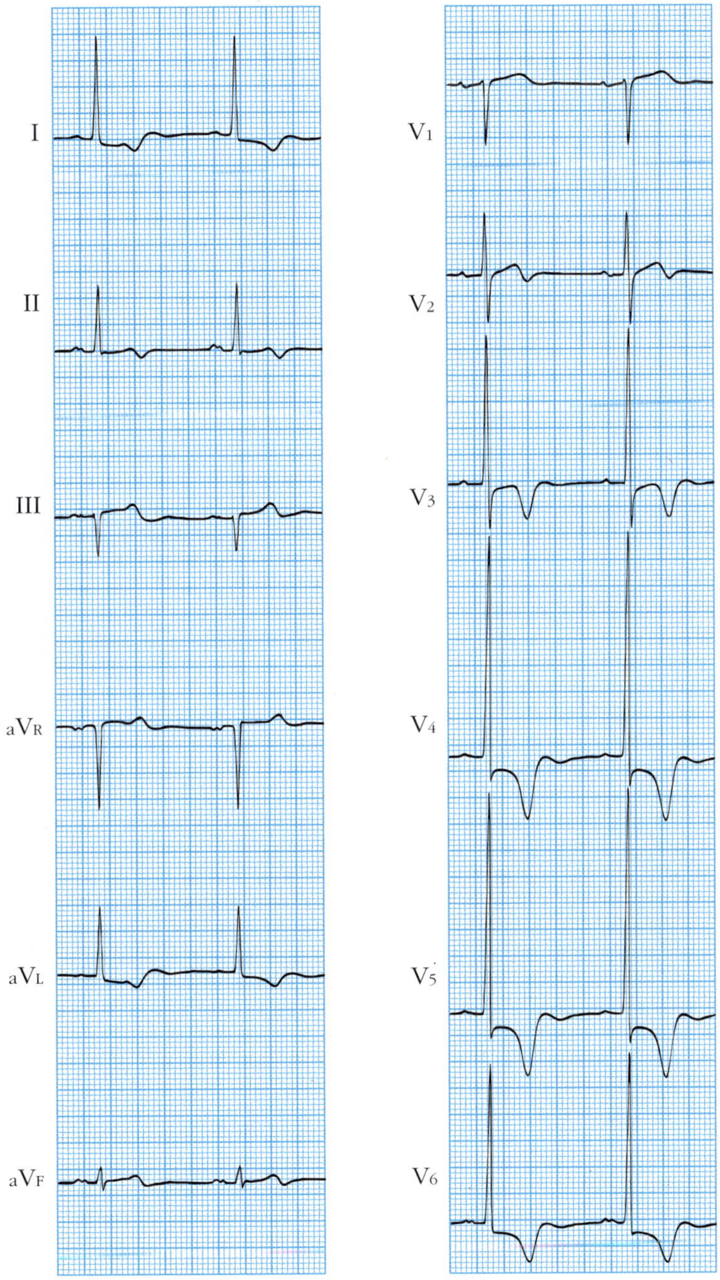

비후성 심근병증

V_5의 R파는 4.2mV로 뚜렷한 고전위를 나타내고, I, aV_L, V_3~V_6에 음성 T파와 ST의 저하를 보인다. 이 ST 저하는 심근 비후에 수반되는 기능적 허혈에 의한다고 생각된다.

저전위차
low voltage

QRS파의 높이가 정상보다 감소되어 있는 것을 저전위차(low voltage)라고 한다.

상대적 저전위차: 사지유도에만 저전위차가 나타난다.
절대적 저전위차: 사지유도, 흉부유도 모두 저전위차가 나타난다.

판독 포인트

· 사지유도의 모든 QRS파의 진폭이 0.5mV 이하
· 흉부유도의 모든 QRS파의 진폭이 1.0mV 이하

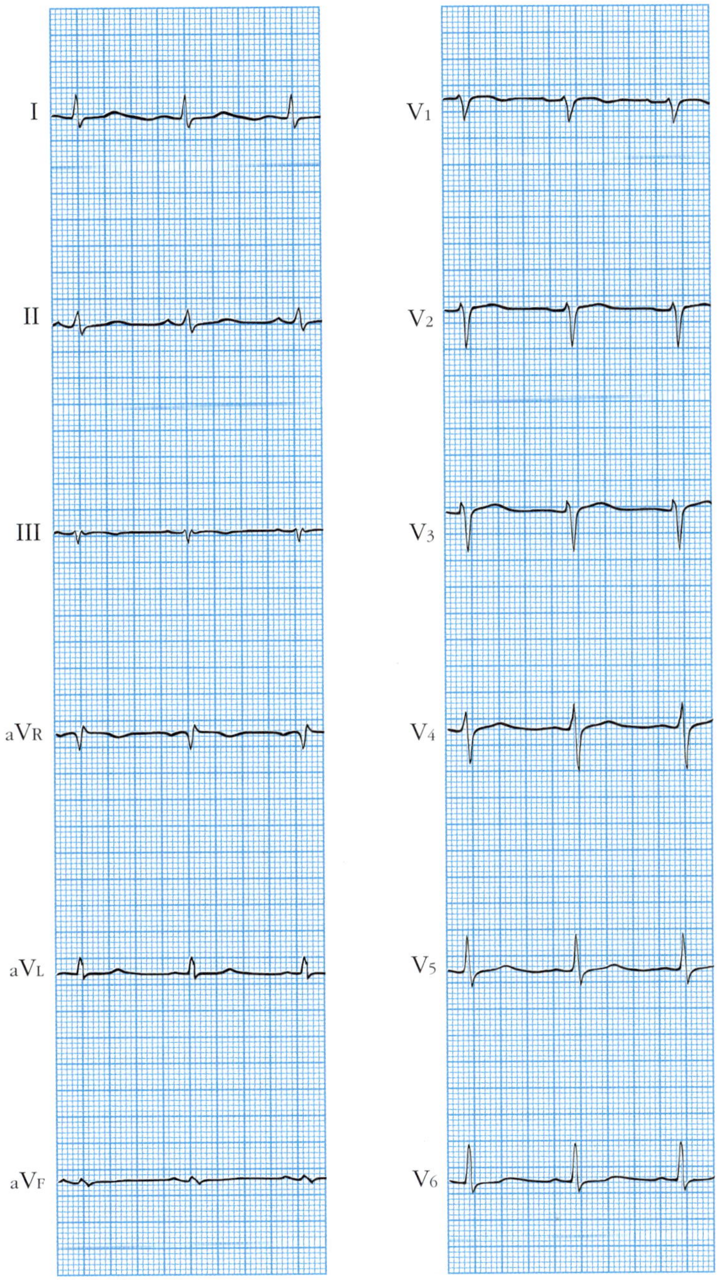

저전위차

저전위차 QRS파의 진단은 사지유도에서 0.5mV 이하, 흉부 유도에서 1.0mV 이하이며 저전위차의 심전도이다.

한글 찾아보기

ㄱ

ㄷ

ㅂ

ㅅ

ㅊ · ㅋ · ㅍ

ㅎ

영문 찾아보기

A

B · C · D

E · F · H

I · J · L

M · O · P

Q · R

S · T · U

V · W

기 타